医療関連死

――医事紛争をめぐる法医学者の視点

藤田眞幸　著

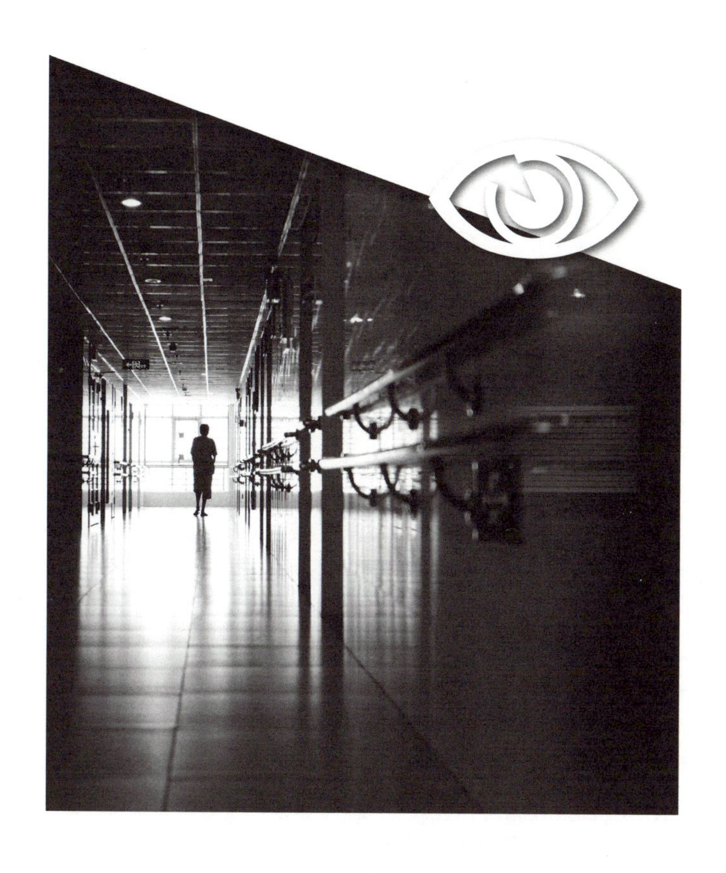

医歯薬出版株式会社

This book was originally published in Japanese
under the title of :

IRYOU KANREN SI — IJIFUNSOU WO MEGURU HOUIGAKUSHA NO SHITEN
(The Standpoint of the Forensic Pathologist in Medical Disputes)

Author ;
FUJITA Masaki Q.
Professor, Department of Legal Medicine (Forensic Medicine)
Keio University School of Medicine

ISHIYAKU PUBLISHERS, INC.
7-10, Honkomagome 1 chome, Bunkyo-ku,
Tokyo 113-8612, Japan

序にかえて

Dual Useの問題

近年，痛くない注射針というものが開発されてきているようですが，これは，糖尿病などで頻繁に注射や採血をする必要のある患者や，小児科の患者をはじめ，すべての患者にとってたいへんありがたい発明です．しかし，喜んでばかりもいられません．

私のように，日頃，犯罪や事故に関係する業務に携わっていると，恐ろしいものができたなあと思わずにはいられないのです．といいますのは，われわれ医療関係者は，注射針は医療にしか用いないものと思い込んでいますが，少し視点を変えてみるとどうでしょうか．この注射針は医療以外にも使うことができなくはありません．これを，悪用して，人を傷つける道具として使えば，知らぬ間に睡眠薬や猛毒を他人に注入したりすることもできるわけですから，これほど恐ろしいものはありません．

そういったことを防ぐには，使用時に若干の痛みを伴うとか，使用したときに第三者にもわかるように，光や音が発生する装置としか接続できない針にするといったような工夫が必要になってくるでしょう．このような例はいくらでもあります．介護用マッスルスーツでも同様のことがいえます．テロリストや強盗団が使用すれば，逃走が容易になるでしょうし，捕まった場合にも制圧が困難になります．犯罪に用いられることを防ぐには，マッスルスーツにGPS位置確認機能や指紋認証による起動制御を組み込んだり，製造番号を大きく背部に表示したりするなどの工夫が必要かもしれません．

長い間，学校で科学的知識を学んできた，われわれ医療関係者は，科学はいつも人を幸せにするものと教えられ，そう信じ込んできましたが，それが本来の目的とは違うことに転用，誤用，悪用された場合には，人々に大きな害悪をもたらすことがあります．これは，科学における「Dual Useの問題」として，軍事やテロの問題を考える人たちの間では，かなり前から常識になっています．このようなことは，たいへん特殊な話で，一般市民には無縁の話だと思うかもしれませんが，ダイナマイトの発明や核反応の研究が近代社会の発展に大きく貢献した反面，戦争に用いられたり，原発事故を招いてしまったりしていることは，誰しもが知っていることです．

本書では，筆者は，医療事故がどのように発生するのか，事故が起こったときに当事者はどのような問題に直面するのか，また，それにどう対応すべきか，事故原因の究明や事故防止策，また医事紛争の回避には何が必要かなどについて，法医学的な視点から述べてみたいと思います．日頃，患者の病気を治すことばかりを考えていることもあって，紛争に対しては無防備な臨床医にとって，必ず役に立つものと信じています．しかし，用い方によっては，医療に対して正当な批判や助言を行ってくれる患者や遺族の方々を遠ざけ，切り捨てる結果にもつながってしまうかもしれません．診療に没頭しておられる臨床医からすれば，そんなひどいことをすることはありえないので，そういう心配はないと思われるかもしれませんが，それだけではありません．本書を裏返して読めば，悪意をもった患者や遺族が，医師を陥れるにはどうすればよいかという，ヒントにもなりかねません．

本書は，医療事故や医事紛争を裏側からみた法医学者が書いたものですが，読者の方々は，本書に書いてあることを本来の目的に用いて，医療の安全，健全な運営に役立てられることを祈っております．

最後になりますが，本書の企画から刊行にいたるまで，たいへんお世話になりました医歯薬出版の遠山邦男氏に，心から感謝いたします．

2016 年 4 月

慶應義塾大学　医学部法医学教室　教授
藤田　眞幸

Contents

序にかえて
Dual Use　の問題 …… iii

序章　医療関連死を考える …… 1
最初に知っておくべきこと …… 1
事故発生のメカニズム …… 7

第1章　紛争の発端 …… 14
遺族が我慢できないこと …… 14
1）家族の死 …… 15
家族の死によるつらい気持ち / 家族の死がもたらすつらい生活
2）医療の内容 …… 16
予想に反した結果 / 何か問題があったのではないか
3）医師の態度 …… 18
生前の態度 / 死亡直後の態度 / その後の態度と対応
何に我慢できないか …… 21
1）精神面で我慢できないことと非精神面で我慢できないこと …… 22
2）我慢できなくなるとき …… 23

第2章　法的責任 …… 26
医師の法的責任 …… 26
1）法的責任の概要 …… 27
刑事責任 / 民事責任 / 行政責任（行政処分）
2）それぞれの法的責任の関係 …… 30
医療における法的責任 …… 31
1）医療に関係した刑事罰 …… 31
2）医療過誤と刑事罰 …… 32
3）医療過誤と民事責任 …… 33
4）民事事件における説明義務違反と相当程度の可能性・期待権の侵害 …… 35
5）医療事故の行政処分 …… 37
6）法的責任が課せられるための要件 …… 38
7）法的責任の軽重の参考となるもの …… 40
8）チーム医療における法的責任 …… 41

第3章 説明のありかた …… 43

医師の説明 …… 43

1）生前の医師の説明 …… 43
患者や家族の理解力 / 患者や家族の疑問に応える

2）死後の医師の説明 …… 46
死後の医師の説明は生前と違う / 紛争に発展する可能性が高い場合には弁護士に相談しておく / まずはこちらが落ち着いて遺族と気持ちを共有してから説明する / 遺族の攻撃に対して反撃すべきか / 良くも悪くも気持ちは伝わる / 本当にそういう気持ちになることが重要である / 説明中での家族からの医学と関係のない話 / 共有することと共有してはいけないこと

説明をするうえで重要なこと …… 57

1）誰に説明するか …… 57
2）説明する前から誤解が—初めて会う遺族 …… 58
3）誤解は解けても態度は許せない …… 59
4）専門用語をどのように使うか …… 61
5）避けるべき表現 …… 62
6）わからないこととわかっていること …… 64
7）質問を受け付ける …… 64
8）同じことを何度も尋ねる人たち …… 65
9）説明の録音について …… 66
10）納得できるかはムードの問題 …… 67

第4章 医師と病院の対応 …… 69

適正で誠実な取り組み …… 69

1）遺族にとって納得のいく方法で …… 69
2）社会にとって納得のいく方法で—適正な手続き …… 70
3）届出すべきか判断に迷うとき …… 71
4）誠実な対応 …… 73
5）正確な記録の作成と保存—間違ったものを一度提出するとあとでの修正は困難 …… 74

トラブルへの対応 …… 75

1）しばらくしてからもめてくる …… 75
2）誰が対応するか …… 76
3）どこで対応するか …… 78

4）迷惑行為 79
5）不当な要求 81
6）何に気をつけるか，気を配るか 81

第5章 謝罪のありかた 82

謝罪の意義 83

1）共感表明謝罪と責任承認謝罪 84
共感表明謝罪 / 責任承認謝罪 / 謝罪に用いる表現と受け止められ方 / 共感表明謝罪は重要であり常に必要である
2）謝罪に関するそのほかの重要な点 85
共感表明謝罪について理解を深める / 力説される正当性の（逆）効果 / 妥当な謝罪 / 謝罪能力―うまい謝罪と本当の謝罪

第6章 紛争時の注意点 91

紛争になりやすいとき 91

1）紛争が起こりやすい基本的条件 91
2）許す・許さないはどう決まるか 91
3）医事紛争になる可能性 92
経緯が普通ではない / 医療者側と患者（遺族側）の関係が普通ではない / 患者側が普通ではない
4）このままにはしておけない 94
5）「このままではやっていけない」 97
6）紛争になるということ 100

紛争における急性期と慢性期 101

1）激しい糾弾 101
2）まずは許せない気持ちに応える 101
3）論理的な話を始める前に 103
4）毅然とした態度 103
5）感情的な怒りから論理的な怒りへ 104
6）論理的・戦略的な追及 106

紛争の経過と展開 107

1）新たな紛争・質的な変貌
―例：肩が触れた後の言い合いが殴り合いになった場合など 107
2）周囲の反応や評価 108

3）周囲から受ける影響と行動 ……… 109

紛争の行方と終結 ……… 110

1）不満を満たす ……… 110
2）譲歩する ……… 111
3）周囲に妥協する ……… 112
4）それぞれの「土俵」での力関係やルール ……… 113
5）裁判所という「土俵」・医療の世界という「土俵」 ……… 114
6）紛争の終結とその後 ……… 115
7）紛争の結末は最終的には自分が背負う ……… 116

第7章 医事紛争・裁判 ……… 117

医事紛争 ……… 117

1）紛争のスタート地点 ……… 117
2）遺族からの要求 ……… 118
3）医事紛争による精神的負担 ……… 120
4）理不尽な糾弾をもちこたえる ……… 121
5）誰に相談するか ……… 124
職務上の相談 / 個人的な相談
6）被害を大きくするもの ……… 128
7）医事紛争の当事者になること ……… 130
8）弁護士とのやりとり ……… 131
9）医事紛争の解決
—どこにゴールを置くか，60 点を目標に，40 点でも最善なら… ……… 133

裁　判 ……… 135

1）裁判の受け止め方 ……… 135
2）訴訟の流れ ……… 136
3）民事裁判における裁判所の姿勢
—裁判所は誰の味方もしない公平なところ ……… 137
裁判官は救いの神様ではなく公平な神様 / 民事裁判の基本原則
4）民事裁判のゴールはどこにあるか—社会的紛争の解決 ……… 140
5）医療側が納得できないような責任を問われる判決と制度的な問題 ……… 142
6）裁判所では医師は一当事者にすぎない ……… 143
7）専門家の意見—鑑定書の問題点 ……… 144
8）医師は裁判をみている人にどのように映るか ……… 145

9）医療の専門性……146
10）裁判で勝つためにはエネルギーとサポートが必要……147
11）裁判の結果がもたらすもの……148
12）裁判による紛争の終結……149

終章　安全な医療を目指して……150

事故対応と再発防止……150

1）事故が起こったら……150
2）誠実な医療機関としての初期対応―再発防止と紛争回避（緩和）に向けて……152
3）死因究明―事故発生状況の解明と（狭義の）死因究明……154
4）死体の診断の難しさ……157
5）検案・死後画像診断・解剖―画像撮像装置の死後診断への応用……158
6）死因究明結果から医療安全を考える……161
7）システムエラーという考え方……162
8）安全へのアプローチ……165

安全に向けて……167

1）安全と技術……167
安全に行えるということは高度な技術 / 安全な方法の重要性がわからない人たち / 安全ではない方法の恩恵を得ている人たち / 安全ではない方法でどうにか動かしている / 改善の難しい集団－悪玉腸内細菌叢モデル
2）安全対策はどこまですべきか……171
病院の経営と安全対策 / 社会全体の理解を求めて

付章　法医学と病理学……175

法医学的な視点……176
臨床診断と法医学的診断の目的
臨床診断と法医学的診断の行われる背景
法医学的視点

病理診断と法医学的問題……184
病理診断
病理診断と法律・制度

病理診断にかかわる医事紛争……188
病理診断における誤診とその影響
病理診断がかかわる医療過誤と法的責任

チーム医療のなかで起こる病理診断の誤診とその責任
病理解剖業務における法医学的問題 …… 198
解剖と法律・制度
異状死体の届出に関する問題と医療事故調査制度設立までの動き
改正医療法に基づく新しい医療事故調査制度の設立
医療関連死と異状死・医師法第 21 条
死因究明における解剖の役割
死因の究明と事故原因の検討
死因や事故原因の究明とその解釈
医療事故における過失と責任
病理学と法医学 …… 224

COLUMN 1 法医学と法科学 …… 177
COLUMN 2 法的責任 …… 180
COLUMN 3 法的紛争になりやすい条件 …… 188
COLUMN 4 医療行為が適法であるための要件 …… 191
COLUMN 5 診断の構成要素と病理診断の意義 …… 196
COLUMN 6 医療における法的責任 …… 200
COLUMN 7 法的責任が課せられるための要件 …… 203

参考文献 …… 226
著者紹介 …… 228

序　章

医療関連死を考える

最初に知っておくべきこと

医療関連死の問題が本格的に取り沙汰されるようになり，はや十数年になります．以前に比べれば，医療関係者の間で医療安全に関する関心が高まり，しだいに知識も普及してきました．しかし，いまだに多くの問題が残されたままで，患者は必ずしも安心して受診できないし，医師も安心して診療に取り組めていない状況が続いています．

ある問題を解決することが難しい場合としては，大きく分けて2つがあります．1つは，その問題を解決すること自体が難しい場合，たとえば何か新しい方法を開発しなければならないような場合です．もうひとつは，ある問題を解決することによって，あるいはその過程で生じてくる副産物によって新たに別の問題が生じてくるような場合です．

医療関連死の問題にこれをあてはめてみますと，まず，医療関連死自体を減らす必要があります．そのためには，個々の医療関連死の事例を分析して，その原因を明らかにし，再発防止対策や予防対策を講ずる必要があります．問題を解決する鍵は，「死因究明」であるとよくいわれますが，まずは，現状を把握して科学的に分析する必要があります．これは，「死因究明」という言葉で表されますが，実際には，「死因究明（広義）」という言葉にも，大きく分けて2つの意味があります．1つは文字どおり，死因の究明（狭義）です．もうひとつは，その死因を招来した，大もとの原因の解明，つまり事故発生状況の解明です．

問題の原因を科学的に分析して，その対策を講ずるということは，製造業の世界ではずいぶん昔から精力的に行われており，大きな成果をあげています．もちろん医療の世界でも，そういった取り組みは，従来から行われてきており，診療に役立てられてきています．私は，現在，法医学者をしていますが，もともとは病理専門医として，病理診断だけでなく，病理解剖を通して，医療の改善にそれなりに貢献してきたつもりです．しかし，こと医療における事故防止対策については，製造業などの分野に比べて，大幅な遅れをとっていることを実感しています．

では，どのような点に違いがあるのでしょうか．

製造業の世界では，どのような理由であれ，製品に欠陥がでれば大きな損失となり，産業としては成り立たない面があります．もちろん，高価な機械が破損したり，工員が死傷したりするようなことがあれば，さらに大きな損失となります．したがって，経営者としては，もともとの作業手順が正しいものであるか否かと同じくらい，あるいはそれ以上に，それが現実に正しく行われるということに重点を置かざるをえません．

一方，医療の世界ではどうでしょうか．これは，私が感じていることにすぎませんが，私が卒業した1986年頃，いや少なくとも20世紀末までは，医師の最大の関心は，治療方針が間違っていないかどうかという点にあり，単純なミスが発生したことについては，あまり関心をもっていませんでした，といいますか，少なくともその原因が単純であればあるほど，それを追究してこなかった面が強かったように思います（追究：原因などを考察する意味，責任を「追及」する意味ではない）．

追究してこなかった理由はいくつかありますが，最大の理由は，「患者の死亡」という「大きな出来事」が，当時は，病院にとって「大きな損失」としては計上されていなかった面があります．それは「大きな不幸」として各自が心理的に背負い，「大切な経験」として，以後の医療のために蓄積されていました．そのようななかで，はっきりと単純なミスであることがわかっていることを，何度もつつくということは，あまり歓迎されなかったように思います．

医療の世界では，大部分において，医師，看護師，薬剤師，診療放射線技師，臨床検査技師，理学療法士など，種々の専門資格を有する者が従事していますので，そういう当たり前のことをあえて説教する必要はないという考えが主流であったように思います．また，当時，医療従事者がミスをおかさないようにするためのサポート体制は，病院自体においても，公的な制度としても，今よりもはるかに限られており，また，これは，現在も変わりませんが，医療従事者は日々の業務をこなすので手いっぱいであったため，そういうなかで個人を責めるのは，今よりもいっそう酷であったという背景があります．

ここで，状況が一変したのは，医事紛争が急増するようになり，医療事故は以前のような「大きな不幸」ではなく，病院にとって，本当に「大きな損失」となってきたことです．また，いくつかの事例では，個人も責められるようになり，医療従事者にとっても，直接的な「大きな不幸」になってきたわけです．そういったなかで，医療の世界でも，これまで製造業などの分野で行われてきた事故防止対策と同様の手法を取り入れようとする取り組みがなされるようになってきました．

しかし，ここで，重要な問題があります．

製造業では，ある会社で単純なミスによって製品に欠陥が発生して廃棄してしまったために損失を出してしまったという話を聞いても，社会全体がそれを非難することはありません．単純ミスの産物である欠陥製品を世の中に出してしまわない限り，株価の変動はともかく，非難されることはないのです．しかし，医療の場合には，誤った処置によって，患者に不具合が発生してしまった時点で世の中に出してしまったことになるわけで，それを簡単に消し去るわけにはいきません．その原因を明らかにしていくことは，社会全体に対して，当事者を非難する材料を提供してしまうことになる面があります．ほかにも，製造業では1つのラインでは，同じ製品を扱っているけれども，医療では，個々の事例には他と異なるさまざまな個別の事情があり，同一には進められない複雑性が関与しているなどの違いがあります．

死因究明に話を戻しますが，死因究明（広義）は，事故発生状況の解明を行い，事故自体の再発防止対策を行うのに不可欠ですし，死因の究明（狭義）をすることによって，事故発生時の適切な対応や，不都合が起こりやすい病態，誤診が発生しやすい病態なども明らかにすることができる可能性があります．しかし，事態が解明されるということは，当事者の責任が明らかになっていくということでもあります．

実際には，法医解剖によって，ミスと死因との間には因果関係がなかったことが明らかになる場合や，ミスそのものがなかったことが証明され，医師に対する遺族の疑いがはれる場合も少なくありませんが，もちろんその逆もあります．因果関係のある可能性がなければ，当事者の誰もが心の底から死因究明に協力できるでしょうが，責任が明らかになるかもしれないという，この割の合わない点が，この作業に不可欠である当事者の心の底からの協力を困難にしていることは間違いないでしょう．であるとすれば，この作業を行うことに対して何らかの報いがなければ制度としては成立しないのではないかと思います．

また，医療は，製造業にたとえれば，未完成な製品をそのまま市場に出して販売させられているような面があります．したがって，ある程度の不具合は受忍してもらわないと，病院という独立採算で運営しなければならない「事業」は成立しません．

われわれにとって，健康が最大の財産であることはいうまでもありませんが，いわゆる財産，金銭的な財産もたいへん重要です．しかし，銀行などを通してこれを全面的に託している投資ファンドなどというものでは，銀行のアドバイスが悪く大きな損をしたとしても，銀行が謝罪したり，負担したりすることはまれです．なぜならば，そういったリスクを負担するのは「消費者」との契約書に書かれているからです．さらに，一応，われわれ消費者は必ずしもそういった投資をする必要がないから，任意で行ったということになっているからです．銀行は，明らかに未完成な製品を積極的に消費者に売りつけて利益を出していても，納得のいく説明(インフォームド・コンセント）をしたという点を法律的にはおさえているので，大きな損を被った小口の消費者から追及されることはまれです．その意味では，医師も，どうしてもトラブルに巻き込まれそうな事例では，治療実施する前にそういった専門家のアドバイスを取り入れていく必要があるかもしれません．ただし冒頭でも申しましたように，そういったことが高じると，弱者切り捨てという結果になるということも心配です．

つまり，ここで言いたいのは，医師は，医療の専門家であっても，事故発生原因の究明の専門家ではないし，事故など何か不都合が起こったときの対応や，それに備える準備のプロでもないということです．それなのに近年，こういった課題を全面的に背負わされることになってきたわけです．事故原因の究明は，これまで置き去りにされてきた，医師が本来は取り組まなければいけない業務の１つですが，紛争の予防や紛争発生後の対応は，社会の流れによって，これまでは専門家として立場が守られていた医師たちに新たに課せられた課題です．

医師や学校の教師は，日頃あまり他人から責められることがないので，責められると弱い面があります．「法医は死んだ人を相手にしているので楽でいいですね，われわれ臨床医はたいへんですよ」と，さすがに面と向かって言う人はほとんどいませんが，そう思っているのがはっきりと伝わってくることはよくあります．しかし，それは大きな間違いです．もちろん，死んだ人に責められることはありませんが，法医が仕事で主に相手にしているのは，実は，死んだ人に絡んで利害が対立して，今も生きている当事者や関係者，そして社会全体なのです．犯罪者は，刑罰を軽くするためには，どんな屁理屈でも強く主張してくる場合がありますし，鑑定人をわざと批判したりする場合もあります．また民事では，鑑定結果によって必ずどちらかが不利になるわけですから，加害者であろうが，被害者であろうが，不利になった側が社会的に力をもっていれば，戦略的に鑑定人を陥れようとする場合さえあります．

臨床医は，日頃患者から感謝されることが多いので，訴えられると極端に弱い人がたくさんいますが，法医はいつも，攻撃されることを前提に仕事を行っているわけです．本来の仕事は事故や犯罪の法的責任の解明のために死因究明（広義）をすることですが，それに伴って社会的な紛争に何らかのかたちで関わることになります．簡単にいえば，法医学は，犯罪，事故，トラブルを扱うのが仕事です．その意味で，医療関連死の問題に，それなりに役立つ見解を述べられるのではないかと思っています．

医療関連死の問題には，医療事故の防止という問題と，紛争の回避や解決という問題がありますが，特に紛争の回避や解決においては，いろいろな想いが交錯しているように思います．「ひどい患者や遺族」がいると言う医師もいますし，「ひどい医者」がいると言っている人もいます．また，そうであれば，「気の毒な医師」もいるし，「気の毒な患者や遺族」もいるわけです．多くの医師は，すべてを経験するわけではありませんので，自分たちの職域から，もっぱら「ひどい患者や遺族」がいるという話ばかりをします．一方，患者側となると，「ひどい医者」がいるという話が多くを占めています．私は，当事者としてではありませんが，そのいずれをも垣間見てきました．そういった人たちの声はいずれも本当でしょう．

事故や事件は，よくあると言っても，やはりまれな話です．大部分の医師は，私生活を犠牲にして，医療に取り組んでいる善良な人たちですし，多くの患者は医師を信頼して通院している人たちでもあります．ところが，自分がひどい体験をした人の多くは，そればかりで考えてしまいがちです．私がひどい医者の例を出してお話をすれば，「何も知らないのに何を言っているんだ」と怒りだす医師も出てくるでしょうし，また，ひどい患者の例を出して言えば，「やはりこの人は医師の味方なんだ」と批判する患者も出てくるでしょう．ここで重要なことは，その双方を理解することです．ひどい医師がいるからこそ，善良な医師も疑いの目をかけられるのです．そして，ひどい患者がいるからこそ，医師も構えざるをえないし，その結果，患者側からみれば，攻撃されたと感じる場合も少なくないのです．

本書の一部に出てくる話を読んで，私はそんな医者ではないと言いたくなる読者もおられるかと思いますが，そのとおりです．私は，何も読者の先生方が問題をもっているという話をするわけではありません．問題のある臨床医がいるという話をするわけです．そういったことを知っておくことは，若い世代の医師を育成するうえでたいへん重要ですし，患者を安心させるうえでも大切な基礎知識となります．また，患者や遺族は，おそらく本書を読まれる機会は少ないでしょうが，ひどい患者や遺族の存在を知っていれば，私たちはそういう人たちではないのですよというメッセージを暗に送りながら，医師に接触できるので，医師とのコミュニケーションも円滑にゆくかもしれません．

本書を，気軽に読んで，舞台裏から見ていると，意外にわかることもあるんだなと思っていただければ結構です．前置きが長くなりましたが，それでは医療事故の話から始めます．

事故発生のメカニズム

事故発生や事故防止に関しては多くの専門書が出ていますので，詳しく述べるつもりはありません．ここでは大まかな概念について述べたいと思います．

まず第一に，われわれの生活は，いつも事故と隣り合わせだということです．私はこれまで，労災や交通事故の解剖を多数行ってきましたが，常に言えることは，間の悪いことが重なって事故が発生するということです．通常は，命綱をつけて作業しているけども，今日は仕事が多かったし，あまり高い場所ではなかったのでつけていなかった．しかしその日は風が強かったのでバランスを失って転落した．そしてその下には，たまたま尖った金属があったというような感じです．

事故発生の有名なモデルとしては，スイス・チーズモデル（Reason, 1997）があります．これは，事故は，いくつものスライスされたスイスチーズの穴を通り抜けるようにして発生するというモデルです（**図 A**）．たとえば，医師が汚い字で処方箋を書きます．薬剤師が読み間違えますが，異常な処方にも気がつきません．そして，投薬時にも気がつかれず，ショック状態になります．しかし緊急カートが不備で，救急処置ができません．こんなふうに，いくつもの防護可能であった障壁の穴をくぐり抜けて事故が発生するわけです．これは裏を返せば，実は，日頃から，事故が起こりそうになっ

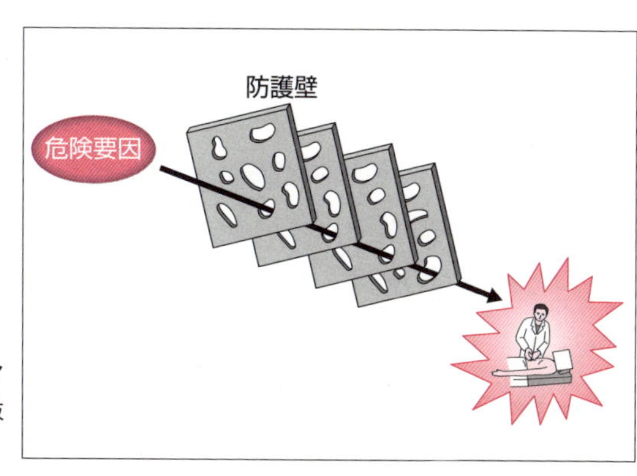

図 A　スイス・チーズモデル
事故を防護するいろいろなバリア（スイス・チーズ）の穴を通り抜けたものが事故となる

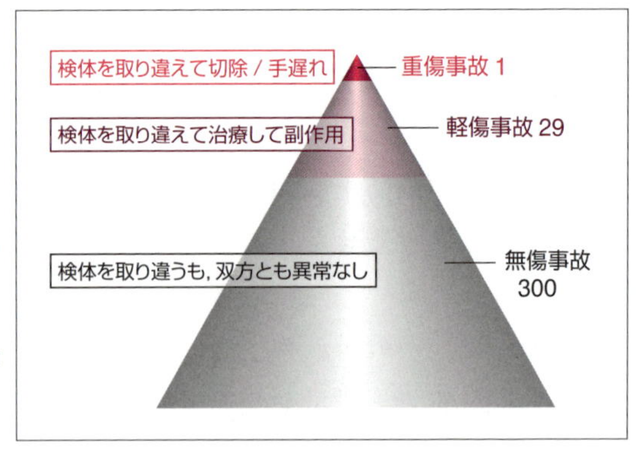

図 B　ハインリッヒの法則
1件の大きな事故の裏には，29件の軽微な事故，そして300件の無傷事故があるとされる（Heinrich, H.W.：Industrial Accident Prevention－A Scientific Approach,1931）

ては，何らかの防御機構が働いたり，偶然が作用したりして事故にはいたっていないことが，繰り返されていることを意味しています．

労災事故の研究から導かれたハインリッヒの法則（**図 B**）によると，1つの重傷事故が発生する背景には29の軽傷事故と300の無傷事故が存在しているとされています．たとえば，検体を取り違えて何も問題のない子宮を摘出してしまったという事故が発生した場合には，検体の取り違えによって，摘出ほどは重大でないとしても不要な治療をしてしまっているような事例が29例程度，そして検体を取り違えたけれども，それが「異常なし」の検体同士であったために実害はなかったような事例が300例程度存在しているであろうということになります．

したがって，誰かが機転をきかして事故にいたらなかったとしても，あるいは偶然によって救われたとしても，事故になりそうなことがあった段階で詳しく検討して，それを是正していく必要があります．

このように事故になりそうになった事例や，軽傷にとどまった事例を「インシデント」と，そして実際に実害が出たものを「アクシデント」と呼び，院内で集めて検討する，これがインシデントレポートやアクシデントレポートといわれるものです．すでに多くの病院で導入されている方法ですが，できるだけ多く報告してもらい，収集された情報を分析して，現場にフィードバックします．また社会全体に呼びかけなければいけないような重要な事案や，社会的責任を伴うような重大な結果を招いたものは公表することになっています．インシデントは，「ヒヤリ・ハッと」した体験ですので，ヒヤリ・ハット事例とも呼ばれています．2001年からヒヤリ・ハット事例収集事業が，2004年からは医療事故収集事業として全国的な規模で収集分析事業が行われており，その結果が公表され，必要なものは注意喚起がなされています．

これまで私が，多数の事故をみてきた経験から言いますと，ある個人が事故に遭いやすいとか，事故を起こしやすい条件は2つあります．1つはもともと能力が低い場合です．もうひとつは危険にさらされる程度や頻度が高い場合です．前者を，私は，「ヒトは木から落ちる（ヒトは木登りが得意ではないから落ちる）」と呼んでいます．後者は，「サルも木から落ちる（サルはいつも木に登っているからたまには落ちる）」と呼んでいます．たとえば，酒に弱い人が歓迎会で飲まされて転倒事故に遭うのは「木登りの苦手なヒト」が木から落ちるようなものですし，酒に強い人がいつもどおり飲んで，転倒するのは，「いつも木登りをしているサル」が木から落ちるのに相当します．

これは，犯罪の分野にも当てはまるのではないかと思います．たとえば，真面目な公務員と思われていた男性が若い女性と問題を起こしてしまったような場合には周囲の者は驚くでしょうが，上手でないことをするからそうなってしまうのです．一方，女遊びの好きな会社員が問題を起こすのは，それはいつもやっているからそうなってしまうのです．特に注意が必要なのは，いつも木に登らない「ヒト」が登った場合には，落ちる危険性が高いということです．これまで落ちなかったのは，単に登っていなかったからにすぎません．そういう人がたまたま，登れそうな木に出くわしたり，登らされたりすると，たいへん危険なのです．そして，たまたま高いところまで登れたときに，大きく転落するのです．このことはわれわれも，死ぬまで注意しておかなければいけません．こんなことを言いますと，私のことをずいぶん危ない人だなと思われるかもしれませんが，もっと危険なのは自分だけはそういう可能性が絶対にないと，勝手に思い込んでいる人たちです．これは犯罪だけでなく，事故についても当てはまります．

事故には，「ヒトの木登り」型の事故と「サルの木登り」型の事故がある

表 1　事故が起こりやすい条件

A. 危険が内在している

1. 危険を伴うことをしている
2. 以前から間違えやすい状況にあった

B. 危険が具体化しやすい状況

1. 場所が変わった
2. 人が変わった
3. 方法が変わった
4. 急な判断を要求された
5. 想定外の場面に遭遇した

C. 行為者の能力が低い

1. 能力や知識が足りない（常時低い）
2. 注意が減退していた（一時的な低下）

というわけです．初心者は初心者なりに危険ですし，ベテランはベテランなりに大きな事故を起こす危険性があるということです．初心者が慣れない処置を行ったりするのも危険ですが，皮肉なことに，医療安全対策室に 2～3 年出向して，久しぶりに現場に戻ったようなベテラン看護師も，「長い間木に登っていなかったサル」と同様，かなり危ないわけです．

さらに，私の経験から，事故が起こりやすい条件を簡単にまとめてみますと次のようになります（**表 1**）．

「A. 危険が内在している」という点について考えてみますと，まず，医療現場では常に「危険を伴うこと」をしていますし，労災などが発生する建設作業現場などでも同様に常に危険が内在しています．しかし，いつも行っていると，本当は大きな危険が伴うことをしているということをしだいに忘れていってしまいがちですが，「もし，チューブがはずれたら」とか，「もし，バルブを閉め忘れたら」実はたいへん危険な作業ばかりです．

「以前から間違えやすい状況にあった」というのは，たとえば，似たような名称の薬がすぐそばに置いてあるとか，ラベルを貼らずに薬を準備するとか，患者を苗字だけで確認してしまう習慣などがあるといったようなことです．交通事故の例をとれば，どちらの方向からも見えてしまう信号や標識などがそうです．

「B. 危険が具体化しやすい状況」についてですが，これは，一言でいえば，いつもとは状況が違うということです．まず，いつも頭に入れておかなければならないのは，「場所が変わった」場合の危険性です．医療関係者は，病院を変わることがしばしばありますが，前の病院と同じようなつもりで指示を出すと危険な場合があります．オーダーの仕方や確認方法が違う場合もありますし，スタッフの技量も異なります．これは，医療の現場だけではありません．家庭内の事故としては，新築した家に引っ越したところ，浴槽の縁の高さが前の家よりも低く簡単に乗り越えることができたために，子どもが浴槽内に落ちて死亡したというような例がありますし，里帰り中に庭で遊ばせていたところ，実家の庭にあった「池」に落ちて死亡したような例もあります．皮肉にも，栄転した先で事故が起こる危険性も少なくないのです．なお，場所が変わったつもりはなくても，患者の病棟が変わったときには，認知症の患者が階段から転落したりするなどの危険も潜んでいます．

また，「人が変わった」ということも，同様に危険です．コミュニケーションによるエラーが生じる可能性だけでなく，新人が入った場合には，それなりの指導が必要ですし，また新人につられて指導している側が事故をもらったり，起こしたりしてしまうということもあります．「方法が変わった」というのは，機器が故障して代替器を使わざるをえなくなったような場合ですが，使用方法や警報の設定などが違っているという危険性があります．特に危険なのは，代用品です．コードの長さが足りなかったために，抜け止めがついていない延長コードを使用してしまうというように，本来使用してはいけないものを使った場合に，よく事故が発生しています．また，このような危険は，新型の機器を導入したときにも存在します．

これまでのことは，ある程度予測のつくことですが，次の2つは，急に起こることなので，当事者の対応力にもかなりかかわってきます．医療では「急な判断を要求」される場合が少なくありませんが，判断を間違う危険性が高い状態です．予想外の急な出血をしたような場合はもちろんですが，突然医療機器が停止してしまったような「想定外の場面に遭遇」した場合も同様です．こういった場合に備えて，こういった状況が，できるだけ，「急」であったり，「想定外」となってしまったりしないように，日頃から，緊急事態を想定して，イメージトレーニングや訓練をしておくことが重要です．ここで大切なことは，予想される合併症のような，「学問的」，「専門的」な話も，もちろん重要ですが，「コードを足でひっかけて人工呼吸器が停止してしまった」というような「想定外の場面」についても検討しておく必要があります．「病院では，そういうものに抜けるようなコンセントは用いませんし，コードが足に引っかかるような配線はいたしません，何もご存じないのでは…」という声が聞こえてくるような気もしますが，世の中，そういったこともないではありません．

もちろん，そういったことが発生した事例では，「急いでいたので，やむをえず，どこかからコードを持ってきて，とりあえず使ってしまったが，忙しかったので，そのままになってしまっていた」というような，特殊な事情があった場合でしたが，実際に起こることがあります．かつての医学教育のなかで，学生がこういった場合にどうすればよいかというようなことを質問したり，考えてみたりする機会があったでしょうか．臨床実習でこんなことを聞いたら，ピントはずれな学生がいると，白い目で見られたに違いありません．いろいろな場合がありますので，こんなことばかり考えていたら，やっていられないじゃないかという意見もあるでしょうが，ここで重要なポイントは，原因はともかく，「人工呼吸器が停止したら，とりあえず，呼吸ができる状態を保つ」ということです．したがって，「ただちに応援を呼んで，起動できるまでバッグを使って換気を継続し，再起動する」ということです．当たり前のことですが，起動には慣れていないスタッフが，再起動するのに一生懸命になっていると，あっという間に時間が経ってしまい，気がついたときには手遅れになってしまっているという場合があります．このような当たり前の判断が，緊急時にはできなくなってしまう場合があります．こういったことを防ぐためには，日頃からこういう場面を想定しているだけでなく，「停止時はすぐにバッグ呼吸」というような，緊急事態発生時に最も大切なことを書いたラベルのようなものを，人工呼吸器自体に貼っておくのも有効です．

「C. 行為者の能力が低い」については，もちろん，まず問題となるのは，「能力や知識が足りない」場合で，新人がこれに該当します．「赤ん坊のサル」も危険ですが，先述した「長い間木に登っていないサル（現場を離れていたベテラン看護師）」も危険をはらんでいます．また，想定外の緊急時での対応能力は，必ずしも通常業務の能力とは同じではない面があります．優秀な看護師の間では，とても考えられないような間違いが起こった場合に，事態を把握するのに時間がかかり，すぐに対応できない場合があります．その意味でも，「そんなことが起こるはずないでしょう，私たちプロだから」ではなく，「そういう場合もあるのか」と理解しておく必要があります．そうすることによって，「なんでそんなことしたの！」とか，「めちゃくちゃじゃない！」といった怒りや当惑に時間をとられてしまわずに，「すぐに，こうしましょう」という適切な対応が可能になります．

「注意が減退していた」といった，一時的な能力の低下は，誰にも起こりえます．健康問題や過労，ストレスだけでなく，重症患者をたくさん受けもっている場合のように過剰に負荷がかかっている場合にも関係しています．また，そのようなことがなくても，気をつけておかなければならないのは，急いでいるときです．重要な処置や手術の後に，大切な約束を入れていたりすると，つい十分な確認をせずに済ましてしまう結果になりかねません．これは，「B. 危険が具体化しやすい状況」の 1 つとも理解できますが，一時的な注意力の減退とも考えることができます．

要するに，事故は内在していた危険が，環境的な要因や当事者の要因が関係して，具体化したものであるということです．「いつも，みんな～していて，危ないと思っていたんだけど」とか「まさか，危ないことだとは思っていなかったんだけど」というときに，「たまたま，～だったから，～してたので」，こんなことになったんだ．でも，「～君でなければ防げたかも」とか，「～さんが，どうして」といった感じです．

これを防ぐにはどうするか，またどのような対策が必要なのかは後述するとして，まず医事紛争の実際について，考えてみましょう．

第1章

紛争の発端

医療関連死において，医師にとって最も大きな負担となるのは，やはり，遺族との紛争ではないかと思います.「最も重要なことは再発防止である」と繰り返し言われるのは，その必要があるからであって，遺族の基本的な気持ちは，大切な家族を失ったことを，「そう簡単に受け入れることはできない」というところにあり，紛争に限って言えば，そこに原点があるといえます. これは，本能的というか，生理的な感情であって，たとえ法律が改正され，医療事故に対して刑事罰が適用されなくなったとしても，この構図は根本的には変わらないでしょう.

明らかな医療過誤であったにもかかわらず，「事故原因が究明され，事故の再発防止に取り組んでいただければ，私たちの家族が亡くなったことも無駄にはなりません」と言う遺族がおられるのも事実ですが，本当にこの境地に達するには，かなりの理性とエネルギーが必要です. これは，なかなか遺族単独でできることではありません. そういった遺族，特に本当の被害者に対しては，まわりの人たちの愛情や友情だけでなく，医療従事者や社会全体で，それ相当の精神的，経済的支援や補償が必要ではないかと思います.

本書では，医事紛争だけでなく，紛争とは，そもそもどのようなものなのかといった紛争の本質，医師の法的責任，裁判などについて，思うところを述べていってみたいと思います. あわせて，そういったことが，どのように当事者となった医療関係者をむしばむのか，また，二次的被害を最小限に食い止めるには，どうすればよいかといったようなことについても，触れてみることにいたします.

遺族が我慢できないこと

まず，言葉の整理をしておきますと，医療の過程で発生した有害な結果を医療事故（医療事故調査制度の対象となるものについては付章を参照）といいます．このうち，医療側に何らかの過失があったものを医療過誤といいます．医療に関係して，医療事故や過誤の有無にかかわらず，医療側と患者側の間に発生したすべてのトラブルを医事紛争といいます．大切なことは，医療過誤であっても医事紛争になっていない場合もあれば，医療過誤ではない，いや，医療事故でさえもないのに，医事紛争になっている場合があるということです．

このように，医療処置という点では医師が悪くない場合でさえも，医師と遺族の間に紛争が生じるのは，基本的には，遺族側に「我慢できないこと」があるからです．それは，大きく分けて，「家族の死」，「医療の内容」，「医師の態度」の3つになるのではないかと思います．

1）家族の死

「家族の死」に係る問題としては，大切な家族が死亡したという現実そのものと，それが遺族にもたらす影響があります．

(1) 家族の死によるつらい気持ち

家族が死亡した現実を受け入れることがそう簡単でないこと，これは誰にでも共通したことですが，一般的には，長期にわたって重病を患ってきた場合や，高齢者で余命が短い場合など，家族がある程度，前もって諦めることができている場合には受け入れられやすい傾向にあります．しかし，それは，あくまでも一般的な話であって，受け入れることができるか否かは，「遺族が」どう思うかということですので，「医師が」勝手に決めてしまえることではなく，遺族の主観的な気持ちによって決まるものです．たとえば，長い間看病をしてきたからこそ，それが遺族の生活の大部分を占めるようになっていたために，より強い思いがあるということもあります．また，ろくに働かずに，家族の面倒もみないで，酒ばかり飲んで喧嘩をしているような，客観的には本当に迷惑な父親にしかみえないような人であっても，家族にとっては，「大切なお父さん」であったという場合も少なくありません．

元日本医師会長の植松治雄氏が，「頭がいい（成績がいい），お家もいい（お金持ち），運もいい（うまくいかなかった経験に乏しい），そんな人ばかりが『お医者さん』になって，本当にみんなを救えるのか」と言っておられたのを思い出しますが，ただひたすら「優秀」な道を歩んできた（と思っている）医師のなかには，前述したような，外からみれば困った男性だとしても，その家族にとっては，「大切なお父さん」であるということが，まったく理解できていない人がいます．後述する，医師の態度とも関係することですが，そういった勝手な考えが態度に現れ，トラブルの原因を生み出している場合も少なくありません．

私自身の父も晩年は認知症となり，その対応に困っていた面もありましたが，それでも家族にとっては大切な父親でした．そして，病院や施設の方々が，最後まで，父を，そして，私たち家族のそういった思いを尊重してくださったことが，何よりもありがたかったことでした．

(2) 家族の死がもたらすつらい生活

一方，このような精神的なものだけでなく，「家族の死」は経済的な面でも，遺族に大きな影響を与えます．亡くなった人が，主たる生計維持者の場合には，子供が進学を諦めなければならなくなることもあるでしょう．また，そうではなかったとしても，家事や育児に支障が出て，転職を余儀なくされるなど，残された家族に大きな負担が生じることもあります．したがって，「お金が欲しいからうるさく言っているみたいだ」と遺族を非難する人もいますが，現実的に困っている場合も少なくありません．本当に医療事故の被害者であったならば，納得がいかないのは当然でしょう．

2）医療の内容

ここでは，医療の内容といっても，精神的なケアは次項の「医師の態度」に含め，主に医療による客観的な効果を考えます．医療の内容が解明されて医療過誤があったことが明白になれば，遺族がそれに対して我慢できなくなるのは当然でしょう．しかし，それ以外の場合であっても，遺族は，医療の内容に我慢できない場合があります．

(1) 予想に反した結果

大部分の患者やその家族は，医療に関しては素人ですので，医療の内容を正確に理解することは難しい面があります．したがって，たとえ医療自体に何も問題はなかったとしても，結果が，「予想に反して」悪ければ，「何か問題があったのではないか」というところから話が始まってしまいます．また，もう少し詳しく言えば，「悪い結果」自体は覚悟していたとしても，それが予期せず急におとずれたような場合にも，やはり「予想に反して」，つまり「何か問題があったのではないか」と受けとめられてしまいます．

治療を進めるなかで，不測の事態ということは当然あります．また，ある程度可能性があったとしても，そのすべてを1つひとつ説明しておくことはできませんし，現実的でもないと思います．しかし，ここで大切なことは，それが客観的に非難されるべきかは別問題として，そういったことが起こった場合には遺族側に不信感をもたれてしまい，紛争が起こる可能性が高くなるということを認識しておくことです．

また，さらに重要なこととして，医師の「予想」が，結果的には間違っていた場合もさることながら，たとえ医療側からすれば，「予想」どおりの結果であったとしても，患者側の「予想」がそれと異なっていた場合には，やはり，遺族としては，「予想に反して」ということになってしまうということです．

ということは，あらかじめ，患者側の「予想」を医療側の「予想」に近づけておくことが重要になります．とはいえ，これは，熟練した臨床医であっても，かなり難しい場合があります．患者側の「予想」は，「期待」と混じり合いますので，単に患者側の理解力の不足や知識の不足によって，医療側との間に齟齬が生じるというわけでもありません．患者家族に医学的知識が豊富な医師や医療関係者がいたとしても，いや，いるからこそ，病状を十分理解しているにもかかわらず，高い要求が高じて紛争になってしまった例を私は取り扱ったこともあります．患者や家族に希望をもってもらうことは大切ですが，医学的な範囲を超えて期待が膨らみすぎてしまわないような配慮も大切ではないかと思います．

(2) 何か問題があったのではないか

医療に対する風当たりが特に強かった2005年頃に私が担当した医療関連死の司法解剖事例では，過失の程度が大きいか，あるいは遺族感情の悪いものが大部分を占めていたせいもありますが，解剖当日，遺族から警察に，

「お金はいらないから，これから医者をできないようにしてもらえないか」というような厳しい要望がありました．ところが，解剖をした結果，医師の大きな過失はなく，やむをえない範囲の結果であったことがわかり，私が警察を介して，それを説明すると，遺族もすぐに納得したことがありました．

大切なことは，医療側も遺族側も，社会全体も，事実に基づいて考え，行動することですが，「何か悪いことが起こったからだろう」という思い込みによって紛争となっている場合も少なくありません．

医療側からすれば医療の内容にはほとんど問題がないと思っていても，万一の場合を考え，死亡してすぐの時点では問題がないとは断言できない場合があります．また，逆に過失があったと思い込んでいても，実はそうではない可能性もあり，謝罪を躊躇せざるをえない場合もあります．そういった状況で膠着しているような場合には，事実が明らかとなれば急速に解決に向かうことがあります．ただし，ここで重要なのは，法医である「私が説明すると」という部分です．いったん疑いの目をもってしまった遺族側が，医療の内容が正しかったことを受け入れるには，利害関係のない「第三者からの説明」が必要になります．

3）医師の態度

短い言葉でわかりやすくするために，「医師の態度」という表現をしていますが，もちろんこれは，医師だけでなく，他の医療スタッフ，そして事務職員を含めた病院職員全体の話です．この問題は，患者を治療しているとき（生前）の態度と，死亡した後（死後）の態度に分けられます．そして後者は，死亡直後の態度と，それ以後に，主治医を含めて病院が何をしてくれたか，つまり，病院の対応に分けられます．

(1) 生前の態度

まず，生前の態度についてですが，私自身，病理医として，また，法医としてこれまで1,000例を超える解剖を行ってきましたが，態度の悪い（よくない）医師は，医療の内容にかかわらず，遺族の不満をかう傾向にあります．私が大学を卒業した1980年代半ばは，まだ，ほとんどの患者は医師に対して無条件かつ全面的な信頼をおいていた時代でしたが，それでも，態度の悪い医師は遺族とトラブルになっていた記憶があります．

態度の悪い医師には2通りのタイプがあって，誰にでも態度が悪いタイプと，自分より下の（と思っている）者に対して態度が悪いタイプがありました．後者の場合，部長や教授のような「偉い」先生に対しては，態度が悪くない，あるいは，むしろよいので，そういった先生には態度の悪い医師であることがわからない場合があります．しかし，私は当時，まだ卒業してまもない若手医師として病理解剖をしていましたので，そういった医師が看護師や臨床検査技師に威張る姿をみて，ああ，この先生は，患者に対しても横柄だろうなということが，よくわかりました（時代のせいか，近年そういう医師はあまりみかけなくなりましたが，現在でもまったくいないことはないでしょう）．

そういったタイプの医師はまた，警察に対しても横柄に振る舞う傾向にあります．しかし，警察が「ばか」な顔をするときには，実は，医師の人となりをみようとしていることがあります．警察が帰ったあとに，医局で「何もわからんばかが来た」と，同僚の間で有頂天になっていても，実は，「あの医者は自分より弱い立場にある患者に対しては冷たい態度をとっていたであろう」と警察は確信を深めていることがあるのです．

このように，明らかに態度が悪い医師はもちろんのことですが，態度は受けとめる側との相互作用で評価されますので，たとえ客観的には態度がよい医師であっても，患者や家族の要求が異様に強い場合や，誤解が生じている場合，ひいては相性が悪い場合には，「態度が悪い」という非難を受ける可能性があります．

また，全般的な傾向として，生前は，助けてほしいという気持ちから我慢していたとしても，患者が死亡すると，遡って我慢できなくなってくることが，よくあります．それでも，お世話になったという遠慮や，医療の内容がよくわからないという気持ちがあると，医師に対して直接文句をいうのは躊躇しているということも少なくありません．しかし，そのような場合でも，警察に対しては，態度が悪くて許せないということを，すでに強く述べている場合もよくあります．

医療そのものよりも，医師の態度に不満があるかないかが，その後の紛争に大きな影響を与えます．その大きな理由は，医師の態度というものは人為的なものであって，手術がどうしてもうまくいかなかったとか，ついうっかり手が滑ってしまったというような，状況によってはやむをえないと思ってもらえるようなことではないからです．医学的にはどうにもできない病気の患者であっても，その尊厳を守ることはできるわけであり，その尊厳こそが，患者が人間として最期まで保ちうる究極の財産であるともいえますので，これを「人為的に」侵されることに対しては，遺族は我慢できないわけです．この場合，「医療の内容」に問題がなくとも，気持ちとしては，大きな「被害」を受けたという感情が残りますので，紛争に向かってしまいます．

(2) 死亡直後の態度

死後の態度についても同様です．いや，死後の態度は，生前以上に遺族感情に大きな影響を与えます．まずは，死亡直後の態度についてですが，患者の死後，「家族」は「遺族」となり，それを機に，医師の治療面での貢献が終わってしまうわけですから，今までもっていた「治療面での期待」のために，「不満」を抑えることも，「我慢」することも，もうその必要がなくなります．したがって，遺族が不満をもっている場合には，医師に対する目はたいへん厳しいものに急変してしまいます．また，遺族にしてみれば，患者の死亡は，たいへん大切な瞬間であり，また，これからの人生に大きな影響を与える深刻な瞬間です．一方，臨床医にとって患者の死は，すべてが「終わった」瞬間であるかもしれません．しかし，紛争という観点からは，死亡したときこそが本当に「始まる」瞬間になります．とはいえ，医師の主な仕事は，患者の生命を守ることにありますので，患者が亡くなると，どうしても「仕事が終わった」という気持ちになってしまうのでしょう．

現実的には，通常，医師は，他にも多くの患者を受け持っているわけですから，ある患者が死にそうになってから死亡するまで，その患者に精力をつぎ込んできた分，「それが終わったら」，その任務を「切り上げて」，おろそかになっていた他の生きている患者に目を戻さなくてはなりません（業務全体のバランスからみれば，努めて，そうすべきでしょう）．しかし，遺族にとっては，患者が亡くなった直後のこの瞬間を，医師が適切な時間，共有してくれたかどうかということが，重要となります．それは，決して長い時間である必要はありませんし，長すぎてもよくないでしょうが，絶対に丁寧な対応の時間でなくてはなりません．

理想的なことばかり言うなと言われる先生もおられるかもしれませんが，実は，この部分は，医学的な知識がない相手にもよくわかる，社会的な部分ですので，どんな遺族も見逃さないわけです．難しい話が理解できない遺族を「インテリジェンスが低い遺族」と言ってしまう医師もいますが，そういう発想自体が，社会的な配慮に乏しいということですから，遺族はそれをしっかり感じ取っています．実際，警察にも，事情聴取のついでではありますが，遺族が「ばかにされた」とか「いいかげんに対応された」と不満を述べていることがあります．裁判の勝敗に影響を与えるかは別として，遺族の心証に大きな影響を与えていることは間違いないでしょう．

(3) その後の態度と対応

その後の対応は，医師だけでなく，病院全体が行うことになります．私自身が，医事紛争の当事者として対応をしたことはありませんが，不適切な対応が紛争を大きくしてしまったり，大きくなりそうになったりした事例を扱ったことが，何度かあります．

死者や遺族の尊厳を直接傷つけるような不遜な態度はもちろんですが，事実の隠ぺいや診療録の改ざんのような社会的な反則行為，不誠実な対応は，遺族だけでなく，社会全体の反感を招いてしまいます．なぜなら，事故自体が，ある頻度で発生してしまうことは，ある程度仕方がないとしても，事後の対応は，病院の姿勢を表す，人為的なものだからです．この点に問題があるということは，病院自体に，事故を解明して再発防止に取り組み，適正な医療体制を取り戻す能力がないということになってしまいますので，医師にとっても，病院にとっても致命的な結果になってしまいます．

また，遺族が家族の死を受け入れる材料として，死因の究明（何が起こって，どういう経過で死亡したか）と説明，謝罪，補償，再発防止への取り組みなどがありますが，こういった死後の対応が適切になされていないことは，当然ながら，遺族が我慢できない大きな要因になります．

何に我慢できないか

３つの要因に分けて述べましたが，実際は，それぞれの要因が複雑に絡み合い，相加的，相乗的に働きます．医師の態度が悪ければ小さな医療ミスでも許せないという気持ちもわかりますし，大きな医療ミスがあれば医師の態度が少し悪いだけで許せなくなってしまうという気持ちもわからないではありません．また，そう多くはありませんが，患者が死亡して生活に困るような場合には，医療ミスがあったのではないかという気持ちが芽生えてくるような面もあります．

ここで大切なことは，こういったことは社会的な問題ですので，遺族側の主張は，けっして明朗会計ではないということです．つまり，医療ミスがあったという主張がメインであるかのような訴えであっても，本当の気持ちとしては医師の態度が悪かったことが最大の原因であるという場合もあるということです．あるいは，逆に，賠償金を勝ち取るために，裁判官の医師に対する心証を意図的に悪くしようとして，わざと態度が悪いということにしてしまう場合もありうるということです．特に民事裁判では，３つの要素の軽重は，損害賠償ができるだけ多くなるように，弁護士によって人為的に調整されてしまう傾向があります．したがって，医療側は，遺族側に耳を傾けることは重要ですが，裁判での訴えを真に受けて，主治医を安易に責めたりしないよう，訴えの根底にあるものをしっかりと見据える必要があります．

1）精神面で我慢できないことと非精神面で我慢できないこと

我慢できないものについて，「家族の死」，「医療の内容」，「医師の態度」の３つに分けて考えてきましたが，もうひとつの分け方として，精神的な面と非精神的な面に分けて考えることができます．これを，それぞれ，生前，死，死後の３つに分けてみてみますと，生前の精神面は「医師の態度」，生前の非精神面は「医療の(客観的)内容」，死の精神面は「家族としての悲しみ」，死の非精神面は死がもたらす「経済的損失や困窮」，死後の精神面には「医師の態度・対応」があります．このなかには，事実が明らかにされていない場合や，病院が再発防止に何も取り組んでいない場合，それらに対する不満なども含まれます．また，非精神面は「補償」(適法行為による損失に対して金銭を支払うことを「補償」というのに対して，違法行為や債務不履行に対するものを「賠償」といいます．しかし，現状では，医事紛争において，医学的にみるとやむをえないような場合でも，医療機関から救済や解決のために遺族にお金が支払われる結果となる場合もあるため，本書では，あえて，できるだけ「補償」という言葉を用いています）ということになります．

このように，遺族が我慢できるか否かは，おおまかには精神的な面と非精神的な面で論じることができます．前者はどちらかというと主観的，後者は客観的な事柄ですが，これも相互に作用し合います．つまり，医療の内容や態度には不満があったが，和解金が多くなったので，どうにか我慢するにいたったということもあるわけです．しかし，なかには，相互に補い合うという力学が働かない人や相互の関係をあえて切り離す人もいます．非精神的な点に重点を置いて補償を要求するタイプの遺族はたちが悪そうですが，実は，そういったタイプの場合には，法外な要求でない限り，解決は可能です．一方，精神的な点，特に過去の精神的な点に重点を置くタイプの人では，解決が非常に困難になる場合があります．たしかに医療側が心から謝罪し終結する場合もありますが，ときとして実現不可能な要求である場合もあるからです．

2）我慢できなくなるとき

人の我慢の容量をダムにたとえると，それが満水になると水が溢れ出る，あるいはダムそのものが決壊することになります．また，不当な放流を開始する人もいれば，正当なかたちで放流することができる人もいます．

もともとダムの容量が小さいために，すぐに放流してしまうタイプの人は，いわゆる小うるさいという面はありますが，それぞれの場で的確に対応すれば，貯水量が少ないのでなんとかなる面もあります．

一方，最も問題になるのは，大きなダムが満水になっているような場合です．もともと満水状態に近かったような場合，少量の水が加わっただけで，放流が始まることがあります．ここで大切なことは，誰が満水にしたかではなく，現在の貯水量がどうなっているかということです．したがって，放流は必ずしも満水に近い状態にした最も責められるべき人物に対して行われるわけではありません．つまり，そういう状況では，最後に受け持った担当医が，さほど大きな問題は起こしてはいなくても，大きく攻撃されてしまうということがありうるということです．

一般的には，激しく攻撃されている人には何らかの問題があったのではないかと思われがちですが，必ずしもそうではない場合もあるということを，病院全体が知っておく必要があります．これは，ジャックポットといって，ロト６などの宝くじで，当選者がいない場合に当選金が次回に持ち越されて高額となっていき，当選が出れば，その人の購入金額はわずかであったとしても，蓄積されていた高額当選金が当たるのによく似ています．といいますか，「負のジャックポット」とでもいうべきでしょうか，ジャックポットの真逆で，いわゆる貧乏くじが当たったという現象です．しかし，満水のダムが決壊するのは，やはり弱いところからですので，こんなふうに，貧乏くじが当たりやすい組織や人がいるというのも事実です．

不当な放流は，直撃を受けなければ，貯水量が減るというプラスの面もあります．つまり，遺族の度を過ぎた攻撃や非難は，それを真摯に聞くことによって，相手側の気持ちがかなり改善する面があります．ただし，真摯に聞くということは，相手側が「そういう気持ちなのか」ということを汲み取るということであって，それを全面的に受け入れるということとはまったく別の話です．一方，放流を無理に止めようとして応戦すれば，さらに貯水量を増やしてしまうことになります．

これに対して，正当な放流は，裁判のようないちおうルールに則った法的手段のことといえるかもしれません．計画的に法的な主張がなされる場合にも，その主張の大きさや持続性には，貯水量が関係してくる面があります．そして，法律家の場合，放流する地域や時間も計画的です．つまり，裁判では，賠償金の額とそれに費やす労力という点で，最も効果的な相手が被告として選ばれる可能性が高いわけです．たとえば，通り魔によって襲われた患者が死亡したような場合，本当に悪いのは通り魔ですが，医療に若干問題があったようなときには，医療側が訴えられる可能性があります．なぜならば，通り魔をみつけて訴えることは困難ですし，たとえ捕まったとしても，賠償能力がある可能性は低いからです．

しかし，同じような力学で医療側が救われるという場合もないわけではありません．交通事故では，自賠責保険や任意保険で損害賠償が認められやすい傾向にありますので，医療に若干問題があったとしても，弁護士としては，時間がかかる医療訴訟にしてしまうのは得策ではありませんので，医療側を訴える頻度は低くなります．もっとも，被害者の過失割合がはなはだ大きく，交通事故のほうでは十分な賠償が得られそうにない場合には，医療側に矛先が向き，訴えられる可能性もでてきます．

結局，医師は，患者家族の「我慢のダム」に近接した場所で働いていますので，いずれにしても，「水害」を受けやすいということです．そして，そういった「水害」は，必ずしも，落ち度があった分だけ受けるというものではないということです．

しかし，それなりの予防も可能ではないかと思います．それは，何よりもダムに水を貯めてしまわないということです．そして，しっかりとした堤防を築いておくということになりますが，このことは，けっして，こちらも負けずに反撃するということではありません．いくら，強力な弁護士を雇うなどして強固な堤防を築いても，適正な放流ができなければ，貯まった水は，必ずどこからか浸み出てきます．地道な治水対策，つまり常日頃からの病院側の配慮や事故後の組織的対応が重要であるということです．

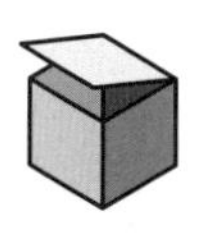

第2章

法的責任

医師の法的責任

遺族が我慢できないことが医事紛争につながるということを述べましたが，医師にも我慢できないことがないというわけではありません．一生懸命，治療に取り組んできたのにもかかわらず，遺族側から糾弾を受けること自体あまり愉快なことではないでしょう．また，生前からとやかく言われてきたという場合もあるでしょう．しかし，なによりも医師がこういった遺族からの文句や糾弾を簡単に受けとめることができないのは，その延長上に法的責任がおおいかぶさってくる場合があるからです．これは，多くの臨床医が，医療事故の法的責任につき免責を求めていることからも明らかです．

自分が担当している患者が亡くなるということはつらいことですが，とはいえ，医師は，自分の家族を失ったわけではありません．遺族に比べれば精神的にも，それ以外の点においても，（少し語弊があるかもしれませんが）はるかに恵まれた，つまり優位な立場にあるわけですので，たとえ理不尽な訴えであっても，感情的な応戦をすべきではないでしょう．しかし，はるかに優位というのは，法的責任が課せられない場合の話であって，法的責任を課せられる可能性がなくもないとなってくると，その点では，むしろ遺族のほうが優位な立場になってきます．

医療関連死に関する医師の集いにおいても，「医師が殺人罪に問われるのはおかしい」と唱えるベテランの医師がいたりしますが，医療関連死において医師が殺人罪に問われたことはなく，「業務上過失致死罪」に問われているだけです．このように，医師は法律をあまり知らない傾向にあります．

人は，この先どうなるか，イメージできないときに，不安が増大して感情的になってしまいがちです．予後についての説明を受けて少し落ち着く患者やその家族同様，弁護士から，どの程度の法的責任が課せられるかを聞いて少し落ち着く医師が少なくないことからも明らかです．したがって，どのようなときに，どのような法的責任が課せられる可能性があるかを，ある程度理解していれば，遺族への対応においても余裕が出てきて，冷静に対応ができるのではないかと思います．

事件に関して問われる法的責任には，大きく分けて刑事責任，民事責任，行政責任（行政処分）があります．

1）法的責任の概要

(1) 刑事責任

刑事責任は，罪を犯した者が，国家によって刑罰に処せられるというもので，広い意味の刑法によって規定されています．広い意味というのは，刑法以外にも，特別刑法といって，覚せい剤取締法や道路交通法などのように，犯罪に対して刑罰を規定している法律があるからです．これは，国民が安心して生活できるように，国家が悪いことをした人を懲らしめるという性格のものですので，明らかに悪い（合理的な疑いを相容れない程度に立証された）場合にのみ処罰されます．なぜなら，あやしいというだけでどんどん処罰していては，国民は安心して生活できなくなるからです．一般人の目から見てかなりあやしい被疑者が「疑わしきは被告人の利益に」として無罪となる場合があるのは，このような理由からです．また，故意でない場合（過失）については結果が重大（過失致死など）な場合，ひどく注意が足りない場合（重過失）や，特別なことをしているためによりいっそう注意が必要なのに注意が足りない場合（業務上過失）などのように，法律に特別な規定がある場合を除いては，基本的には罰しないのが原則となっています．

イメージとしては，学校にたとえれば，教室で騒いでいる生徒を停学にしたり，その内申書に×をつけたりするというようなものに相当します．あやしそうな生徒を処分していけば，たしかに教室は静かになるかもしれませんが，生徒は，ひょっとして何も騒いでいないのに，自分も処分されてしまうのではないかと思うと，安心して授業を受けることができなくなってしまうでしょう．また，うっかり椅子を倒して音を立てたような場合には，たとえ事実であっても，そんな理由で，「×」がつくというのはつらいでしょう．そういうわけで，刑事罰を科すことに国家は慎重である必要があります．

刑事事件で実刑判決を受けて収監されることが大きな負担となることは，誰でも想像できますが，執行猶予（ある一定期間，刑の執行を猶予し，その間，大きな刑事的な問題を起こさなければ刑の言い渡し自体がなかったことにする制度）付の判決や罰金刑であっても，種々の社会的負担を受ける結果となります．公務員の場合には，刑事事件で起訴されれば起訴休職処分になる可能性もあり，禁錮以上の刑が確定すれば，執行猶予の有無にかかわらず失職（自動的に解雇）になってしまいます．また，医師，歯科医師，薬剤師や看護師など，多くの医療専門職では刑事罰を受けると，後述するように，医道審議会にかけられ，行政処分を受ける可能性が高くなります．

(2) 民事責任

民事責任には，不法行為（故意や過失による違法な権利侵害）や契約における債務不履行によって生じる損害賠償責任があります．民事事件は基本的には私人間での紛争であり，国家が最初から関与するものではありません．当事者間で解決できない場合に，当事者の一方が裁判所に紛争を解決することを要請する（訴訟提起，調停の申し立てなど）という図式です．したがって，刑事事件の場合のように合理的な疑いを容れない程度の立証がなくても，(ある程度は)「払え」というような判決が出る場合があります．

また，民事裁判は，そもそも紛争の解決が目的ですので，理由はどうであれ，双方の当事者が裁判所の勧告した条件で互いに納得すれば，「和解」(裁判上の和解）というかたちで訴訟が終結する場合があり，その和解調書は確定判決と同様の効力をもちます．なお，裁判ではなく，示談（裁判外の和解）によって解決する場合もありますが，「示談」とは当事者間で，ある条件のもとで「訴えない」という約束を取り交わすことです．この場合，確定判決と同様の効力はありませんが，訴訟を提起された場合の攻撃防御の材料(反論の証拠）とすることができます．

日本の場合，刑事裁判は検察官（国家）により提起（公訴）されるものですが，民事裁判は，一般市民の提起によって事件となるものですから，大きな損害が発生していても，被害者が納得しており訴訟を起こさなければ，事件にはなりません．一方，たとえ（具体的な）損害を与えていなかったとしても，被害者に不満があり訴訟を起こされると，いったんは（慰謝料の請求を含めて）事件となってしまいます．つまり，たとえ医師に過失がなかったとしても，遺族側がそう主張して訴えてくれば，いったんは，民事事件になってしまうということになります．

こちらは，イメージとしては，ある生徒が別の生徒に持ち物を壊されて言い争いになっているけれど，生徒同士では解決できないので，被害にあった生徒が教師のところに相談に行くようなものです．この場合，本当は問題を指摘された生徒に非がなかったとしても，とりあえず，双方とも職員室に呼ばれるということになります．そのような場合，二人の言い分をきいて，ある程度納得がいく場合には，「新しいものを買ってあげなさい」とか，あるいは「半分払ってあげなさい」などといって，仲直りさせるというような判断をすることになるのではないでしょうか．

民事裁判で多額の賠償金の支払いを命ぜられることは大きな負担となりますが，民事責任は罪に対する刑罰ではなく，基本的には金銭賠償になります．したがって，刑事責任や行政処分などと異なり，保険会社などに肩代わりしてもらうことが可能です．よく，民事裁判で敗訴すると，「民事で有罪」と言われたりしますが，正確には「有責」と言われ，前科がついたりすることはありません．

とはいえ，社会的にはそれなりの厳しい評価がつきまといますし，また，保険料が高くなったり，再加入が難しくなったりする場合があります．

(3) 行政責任（行政処分）

行政処分（行政庁の行う処分）には種々のものがありますが，そのなかで，事件にかかわる責任として課せられるものには，運転免許をはじめ種々の免許や営業許可の，取消しや停止などの処分があります（駐車違反等の反則金も行政処分であって刑罰ではありません）．

イメージとしては，図書館の本を長い間返さなかった生徒が，しばらく「本の貸し出し禁止」になるような感じです．一見軽い処分のように思われますが，一生懸命勉強する生徒にとっては，なかなか手痛い処分かもしれません．また，その生徒が，生徒会の役員や図書委員などであれば，今後の活動に支障が出るかもしれません.

行政処分は，刑罰ではなく，多額の金銭を要求されるものでもないので，刑事責任や民事責任に比べて軽いものであると思われがちですが，免許停止などの処分を受けると，その間の収入がなくなるだけでなく，再就職も困難になります．食中毒で3日間営業停止となった店の損失が3日間の売り上げにとどまらないことを考えれば，その深刻さは容易に理解できるでしょう．行政処分もまた，医師のように特定の免許を必要としている業務につく社会人にとってはたいへん重い負担となります.

2）それぞれの法的責任の関係

基本的には，刑事責任，民事責任，行政処分は，それぞれ独立に判断され，別々に課せられることになっています.

さきに述べましたように，刑事裁判では，合理的な疑いを容れない程度に立証された場合にのみ罰せられるという被告人に有利な原則がありますが，民事裁判では，医療過誤によって死亡した可能性の大小によって賠償額を増減するなどして，当事者間の調和や被害者の救済をはかる面があります．また，民事裁判は私的な争いの面倒を国家がみる（私的紛争の公権的解決）という位置づけなので，当事者間で争いのない事実はたとえ間違っていたとしてもそのまま判断の基礎として，裁判官は双方から出された証拠のみで判断することになっています.

したがって，不適切な医療行為があったとしても，遺族側からそういった指摘がなければとりあえず問題としては扱われません．また，適切な医療行為であっても，医療側から十分な主張がなければ適切であるとは認められない場合があります（立証責任は原告である遺族側にありますが，病院側の責任を認める場合が増えているのが現状です)．刑事裁判のように，裁判所のほうから進んで証拠を調べるということはないので，当事者が証拠を十分に集めて提出することができなければ，敗訴することになります．このような裁判の進め方の違いという点からも，刑事責任は免れても，民事責任を負わされる場合は少なくありませんし，ときには，その逆もないわけではありません.

もっとも，それぞれ独立してはいるものの，医師が刑事事件で有罪になった場合には，罰金刑以上に処せられることが医師免許の相対的欠格事由に相当することから，医道審議会にかけられ，行政処分を受けることになる可能性が高いですし，民事裁判になっている場合には，その結果にも不利に働くことが多いようです．一方，一般に誠実な対応がみられ，損害賠償が済んでおり民事的に解決していれば，刑事責任は軽くなる傾向にあります．特に医療過誤のような過失事件では被害者の遺族感情は，遺族から民事事件として訴訟を提起されるか否かだけでなく，検察官から刑事事件として起訴されるか否かにも大きな影響を与えます．実状としては，このように相互に影響を与え合う面があります．

医療における法的責任

1）医療に関係した刑事罰

医療に関係する主な刑事罰としては，以下のものがあります．現行の制度では，医療過誤は刑法211条（業務上過失致死傷罪・5年以下の懲役若しくは禁錮又は100万円以下の罰金）に問われることになります．

このほか，公務所に提出すべき診断書に虚偽の内容を記載すると虚偽診断書等作成罪（刑法160条），医師が公務員の場合には虚偽公文書作成罪（同156条）に問われます．ちなみに，虚偽とは，認識している事実と異なることであり，かつ，事実ではないことを指すものです．誤診をして間違ったことを書いても，この罪には問われませんが，医療過誤を隠ぺいするために，自らの認識と異なる死因を記載したような場合がこれにあたります．

医師のほか，薬剤師，助産師などが業務によって知り得た人の秘密を正当な理由なしに漏らしたときには秘密漏示罪（同134条）となります．また，看護師など他の医療資格者も刑法以外の各種法律（保健師助産師看護師法など）によって罰せられることになっています．

このほか，刑法では業務上堕胎及び同致傷罪（同214条）が規定されています．医療関連死とはあまり関係ありませんが，母体保護法の適応がなく，母体の生命を救うための緊急避難にもあたらないときに，患者に頼まれて中絶手術を行ってしまったような場合がこれにあたります．

刑法以外では，医師法，死体解剖保存法，感染症法，麻薬及び向精神薬取締法などにおいて，管理や届出などに強制力をもたせるために刑事罰（主として罰金刑）が規定されています．なお，法律で義務や禁止事項として定められていても，罰則が規定されていないものの場合，それ自体に違反するだけで処罰されることはありませんが，他の法律で処罰されるときには，情状が悪くなります．また，処罰されないまでも，社会的非難の材料として用いられる場合もないではありません．

2）医療過誤と刑事罰

医療過誤で，近年，年間約100件弱の事件が検察庁に送致（事件として捜査結果が警察から送られること）・送付（告発された事案はすべて捜査結果が送られることになっている）されてきています．これは，いわゆる「書類送検」と呼ばれるものですが，重大な過失や故意があるものを除けば，最終的には不起訴や起訴猶予（重大性や情状などを考慮して起訴が猶予されるもの）となる場合がほとんどです．これを，前科のようにいう人がいますが，起訴されて有罪となってはじめて前科となるわけです．また，事件としては書類送検されていても，誰が悪いとも言いかねるような事案では，「被疑者不詳」として送検されている場合もあり，前歴（警察に逮捕されたり，被疑者となった経歴）にもならない場合が多くあります．2000年頃にはわずか10件程度であったものが，2005年ごろには100件弱となり，その後，横ばい状態となっています．最終的に刑事罰が課せられたものは，2003年まではほとんどありませんでしたが，最も多かった2005年には，医療職全体で，年40件程度となっていました．しかし，その後，漸減し，現在は，わずか数件程度です．刑事罰のほとんどは罰金刑であり，禁錮刑であっても，ほぼ全例で執行猶予がついた判決となっているのが現状です．

もっとも，医療過誤の閾を超えていると考えられるもの，たとえば，十分な消毒をせずに眼科手術を行って多数の患者に障害をきたしたレーシック集団感染事件（業務上過失致傷罪）や，不要な手術を繰り返して施行していたとされる山本病院事件（業務上過失致死傷罪および詐欺罪）では，実刑が科せられています．

医療事故で罰金刑となる場合は，基本的には，裁判所で法廷を開かずに，略式命令という非公開の書面審査でなされます．略式命令は，100万円以下の罰金刑が科される場合に，検察官の請求により，被疑者に異議がないときに行われます．したがって略式命令になれば，禁錮刑（一般に情状のよくないものを除き過失犯には懲役刑ではなく禁錮刑が科せられる）となる心配はなくなります．ただし，略式命令に不服がある場合には，一定期間内に正式裁判を請求することができますが，基本的には起訴事実を認めたうえでの審理ですので，実質的にはそのまま有罪が確定する運びとなります．

略式命令と呼ばれていますが，これは判決と同等のものです．医療事故で起訴された場合，誰しも，公開された裁判所での法廷で，禁錮刑以上になる危険を冒してまで闘うことは避けたい傾向にありますので，実状としては，起訴されれば，そのまま罰金刑として有罪が確定してしまう方向に向かいます．

このほか，もともとは他のスタッフが起こした事故であっても，緊急対応に問題があったとか，隠ぺいに絡んだということになると，二次的に事故に巻き込まれるかたちで，刑事責任が追及される可能性があります．

近年，刑事罰が科せられること自体は減少してきていますが，被害届が出されると警察は何らかの対応をすることになりますし，遺族からの告訴や第三者からの告発があった場合には，重大な医療過誤がなくても，それを明らかにするために警察が動くことになります．実際，遺族側が，医療過誤の原因を警察に調べさせるために，あるいは示談交渉を有利にする方策（取り下げを条件にした交渉）のために，告訴するような可能性も考えられ，刑事罰が最終的に科せられなくとも，医師にとっては大きな負担となります．また，刑事事件として取り扱われた場合，通常，医師が加入している保険は，民事責任を対象としたものですので，「刑事弁護士費用担保追加条項」がつけられていない場合には，多額の弁護士費用がかかってしまいます．

3）医療過誤と民事責任

民事訴訟の新受件数は，1996年には575件であったものが漸増し，2004年には1110件となり，その後，漸減し，現在は，年間800件程度となっていますが，近年，高額の損害賠償が認められる傾向にあります．診療科別にみた場合，内科，外科，整形外科，産婦人科が全体の約60％を占めています．医師の人数あたりでみた場合，外科，産婦人科や整形外科が内科の約2.5〜3倍と，診療科による差が大きいですが，産婦人科の訴訟は以前に比べれば減少してきています．なお，実際に訴訟となるのは医事紛争のうち10％程度といわれており(押田ら)，何らかのかたちで，医事紛争となっているものはかなりの数になると思われます．

医療過誤の場合，医療側の過失（不法行為）によって損害が生じたとき，あるいは，診療契約が医療側の責めに帰すべき事由（実質的には過失と同じ）によって履行されなかったこと（債務不履行）により生じた損害に対して，民法上の賠償責任が発生します．いずれの理由でも損害賠償請求をすることができますが，時効（前者では，損害及び加害者を知った時点から3年または不法行為から20年に対して，後者では履行期から10年）や証明責任（過失などの事実を証明する責任が，前者では患者側に，後者では医療側にある）などの関係で，医療過誤事件では後者を理由として請求される傾向にあります．この場合，適切に治療ができるような体制を病院が完備していなかったことによって診療契約が履行されなかったという理由で病院が訴えられるかたちとなります．また，民法上の使用者責任（監督責任も含まれる）という点からも，直接医療行為を担当しなかった診療科の部長，看護師長，院長や理事長，病院などに損害賠償請求が及びます．医療過誤の被害者の遺族の中には，直接医療過誤に係った担当医師自身の責任を糾弾したいとする者も少なくありませんが，訴訟は通常，弁護士によって進められるため，金銭賠償が中心の民事訴訟では，支払能力などの点から，病院あるいは病院と担当医師が訴えられることが多くあります．

このような理由から，病院やその管理者は，医療過誤があった場合には，その民事責任を負うのが普通です．ただし，病院だけが訴えられ，担当医師が訴えられなかった場合でも，病院が敗訴すれば，病院から，担当医師に対して，病院に与えた損害を支払うように要求（求償権の行使）がなされ，結局は医師が民事責任の一部を（1割程度にとどまることが多いとはいえ）負わされる可能性もあります．その場合，病院が入っている保険と，勤務医が個人で入っている保険との間での調整ということになります．また，逆に，医師個人のみが訴えられた場合には，院長に「面倒をみてやる」という気持ちがあったとしても，病院が「勤務医師包括追加担保特約」に入っていなければ，病院が加入している保険会社は面倒をみてくれないことになります．この点，勤務医自身も保険に入っていなければ，たいへんなことになる場合がありえます．

4）民事事件における説明義務違反と相当程度の可能性・期待権の侵害

なお，民事事件では，医療側の行為によって，外観的には損害が生じていない場合でも，損害賠償義務が生じる場合があります．

まず，医療を行ううえで患者に対して十分な説明がなされていない場合，説明義務違反となる場合があります．これについて説明をするうえで重要なインフォームド・コンセントについて少し述べてみます．

そもそも，医師が行う検査や治療は，多くの場合，何らかのかたちで身体に侵襲や負担を加えることになるため，「法律的にみれば」，刑法上の傷害罪や暴行罪の構成要件に該当するころになります．正当行為として違法性が阻却されるためには，以下の３つの要件が必要となります．

①　診療を目的としていること
②　医学上，一般に承認された方法であること（一般的に相当である方法であること）
③　患者本人あるいは法定代理人（本人に承諾能力がない場合）の承諾があること

したがって，臨床医は「医学の発展のため」に，検査，投薬や手術などを行ってはいけません．ただし，たとえば新しい癌遺伝子などの分析によって，より的確な診断が期待できるような場合には，倫理委員会などによる一定の審査を経て承認が得られれば，患者の承諾のもとに可能です．また，患者の承諾は必要性，危険性や代替手段について十分な説明を受けたうえでの自由意志（意思）に基づく（いつでも取り消し可能な）同意・承諾（インフォームド・コンセント informed consent）でなければなりません．

医師が治療をどのように進めるかについてはある程度の裁量権が認められ

ていますが，最終的には，患者の自己決定権が優先されます．したがって，医学的には乳房を切除したほうが生存率が高くなるというような場合でも，患者が（それをよく理解したうえで）温存を希望すれば，その意思を尊重しなければなりません．代替手段についていえば，その一例として乳房温存療法がまだ確立されていなかった時代においても，そういった方法もあることを説明しなかったことが問題になったことがあります．ただ，未確立の方法や，危険性の高い治療法については，その存在を紹介する程度にとどめておき，勧められたという印象をもたれないようにしておかないと，うまくいかない場合も当然あるわけですから，多数の症例を担当していれば，必然的に「無理に勧められて，殺された」というような非難をされる事例を背負うことになってしまいます．

また，かなり確立されてきている治療法であったとしても，未破裂の脳動脈瘤に対するコイル塞栓術のように，現時点で大きな症状がない状態で行う予防的な治療の場合には，施術を行って脳塞栓などの合併症が生じた場合や，行わずに破裂した場合には，患者や家族（遺族）に不満が残ります．必要性や危険性を理解したうえで同意していたとしても，それぞれの重みづけは結果に影響されて，遡って「修正」されてしまいますので，「勧められなければしなかった」，「もっと勧めてくれていたら」という思いが出るのも人情です．

このように，構造的にトラブルが発生する可能性をはらんでいる場合には，「最終判断を患者が行う，そしてそれは，説明する医師ではなく，医師から説明された客観的な事実に基づいたものである」という点を押さえておく必要があります．場合によっては，結果的には同じ結論に達するとしても，説明の客観性を担保するべく，患者側にセカンドオピニオンを得てもらっておくことも重要かもしれません．

通常，一般的な医療行為については承諾したうえで受診しているものとされていますが，侵襲性の高いもの（危険や苦痛を伴うもの）については，そのつど承諾を得る必要があるとされています．また，承諾は損害賠償請求権をも排除するものではなく，予想された範囲内，あるいは医師の最善の努力にもかかわらず生じた不測の事態に対して苦情を言わないという程度にとどまるものです．

なお，本人が意識不明で承諾ができないような場合においては，たとえば，宗教上の理由などによって輸血を拒否する意思があるということが明白であるような場合を除いて，緊急性・妥当性に応じて，承諾が得られるであろうという推定（推定的承諾）のもとに治療を進めてよいことになっています．

このほかにも，過失のある医療行為と，死亡したこととの因果関係が否定的であったとしても，民事責任が課せられる場合があります．

たとえば，悪性腫瘍などの事例で診断の遅れや見落としがあったものの，それがなかったとしてもやはり死亡していたであろうと考えられるような場合がそれにあたります．そのような場合でも，「いくらか（目安としては20%程度）はあったと思われる延命の可能性（相当程度の可能性）」を根拠に，200～300万円程度の損害賠償が課せられる場合があります．

また，医療側の過失が大きな場合には，誤診がまったく延命に影響を与えていなかったとしても，「適切な治療を受ける可能性が失われたこと」や「適切な治療を受けて死亡するまでの間充実した日々を送ることができた可能性」を「期待権の侵害」として，比較的小額ではあるものの慰謝料を認める場合があります．

5）医療事故の行政処分

医療過誤事件では，罰金刑で済むケースが多いとはいえ，医療過誤で刑事罰を課せられた場合には，行政処分を審議する対象となり，多くの場合，免許停止処分となってしまいます．

医師は罰金刑以上の刑に処せられると，医師法7条により，医道審議会の審査にかけられ，厚生労働大臣から，「免許取消」，3年以内の「医業停止」あるいは「戒告」の行政処分を受ける場合があります．また，平成14年（2002年）12月13日に医道審議会から出された，「医師及び歯科医師に対する行政処分の考え方について」のなかで，刑事事件とならなかったものについても，明白な注意義務違反が認められる場合には処分の対象とすることが述べられています．

一般的には，行政処分は，刑事罰の重さを参考にして課せられますが，殺人や傷害，性犯罪関係，診療報酬不正請求や脱税，その他の薬物関係の事案については，より重く処分することになっています．免許取消処分となった例のほとんどは，重大な犯罪（殺人，猥褻関係，大きな診療報酬不正請求や脱税など）によるものであり，通常の医療過誤だけで，免許取り消しとなってしまうことはないのが現状ですが，さきにあげたレーシック集団感染事件や，山本病院事件のような悪質な事案では医師免許取消処分となっています．

2000年以降，医療過誤に対して厳罰化傾向がみられ，2005年頃から，医療過誤による免許停止処分が急増し，それまで年に数人程度であったものが，2006年，2007年には，年間約20人が処分され，停止の期間も多くは1年以上と長くなる傾向となっていました．しかし，その後，医療全体への悪影響が考慮されたのか，処分人数もごく少数となり，期間も短くなってきています．

行政処分を受けた場合，処分の種類・理由と氏名・所属等が新聞等で報道されるとともに，厚生労働省のホームページの医師等資格確認検索画面に表示され，処分の内容と期間が掲載されます．また，復帰前に，再教育研修を受けることが必要になります．なお，不処分であっても，「厳重注意」を受ける場合がありますが，この場合には，氏名は公表されていません．これまで約700人の医師と約300人の歯科医師が行政処分を受けており，そのうち，医療過誤に関係するものは100人程度となっています．

6）法的責任が課せられるための要件

刑事事件と民事事件で若干の違いはありますが，医療過誤において，法的責任が課せられるための要件としては，

① 過失があること，② 実質的な損害が発生していること，そして，③ 両者の間に因果関係があること

が必要であるとされています．ひとことで言えば，「過失があったために被害が出た」ということになります．

過失とは，注意義務違反であり，注意義務は結果予見義務と結果回避義務

からなります．結果予見義務とは，悪い結果が発生することを事前に予見する義務であり，結果回避義務は，予見可能であった場合に悪い結果の発生を回避する措置をとるべき義務です．たとえば，薬剤の点滴を行った場合，ショックが生じる可能性を考慮して十分な経過観察を行っておき（予見），ショックが発生した場合には薬剤投与を中止し，全身状態の改善をはかる（回避）ことが要求されます．

医師の注意義務の基準を医療水準といいますが，これは医師の専門分野，医療機関の性格や地域的特性などを考慮して判断されるものであり，また，これに見合う水準の医療が提供できない場合には，提供可能な機関に転医させる義務（転医義務）を負います．医療水準は医学の進歩とともに変化していくものですが，近年，より高度の水準が要求される傾向にあります．

これに違反しているという点を裁判で指摘する根拠としては，ガイドライン，添付文書，教科書，医学論文，専門家の意見などがあります．現実的には施設によっては，それらをすべて守ることは困難な場合がありますが，重要な根拠となっていることは確かです．多くの医師が諸事情によって忠実には守ることができていないこともありますが，最高裁の判例では，「平均的医師が現に行っている医療慣行とは必ずしも一致するものではなく，医師が医療慣行に従った医療行為を行ったからといって，医療水準に従った注意義務を尽くしたと直ちにいうことはできない」となっています．（ここで言う「平均的医師」とは，上位50％に相当する医師という意味ではなく，「医師であれば普通は…，」というような意味です．）また，さらに，これら基準の根拠となるものを単に守っているだけでは不十分であるとする判例もあります．すなわち，医学の進歩や事故の発生状況などを考慮したうえで解釈されているのが実情です．

車の運転における交通教本との関係にたとえてみると，交通教本には制限速度を超えてはならないと書かれていますが，交通事情を考慮して，たいていの車は制限速度をいくらか超えて走行しています．これは程度問題であり，状況によっては一切許されませんが，多くの場合それだけで大きく非難されることはありません．しかし，事故を起こした場合には，速度超過はわずかであっても，非難の大きな理由となります．一方，交通教本通りに運転していたとしても，事故が起こってしまうと過失がないということにはならないというわけです．基本的には医療水準とは，「まあ，これくらいはしておかないと」という程度ということになります．

因果関係とは，「あれなければ，これなし」という関係ですが，誤診のため本来なら不要な来院をするよう言ったところ，途中で交通事故にあったような場合にまで因果関係があるとはしないのが普通です．医療過誤の裁判では，経験的にある行為からある結果が発生することが相当であると認められる場合に因果関係の存在を認めており，科学的にその厳密なメカニズムが解明されている必要はありません（相当因果関係説）．

一般的に，民事事件では，被害者救済の立場からも，刑事事件に比べて因果関係の存在が認められやすい傾向にあります．つまり，解剖をしていないような場合には，十分な判断材料がないために，刑事では，「必ずしもそうであるとは限らない」といって無罪になったとしても，民事では「その可能性が十分考えられる」（高度の蓋然性がある）という理由で有責となる場合があるということです．また民事では，基本的に，事実の解明というよりは紛争の解決という点に重点が置かれますので，「少し考えられる」にすぎない場合であっても，「少し払え」という方向で決着がつくことも少なくありません．

また，医師が解剖のできる可能性を遺族に説明しているかいないかは，医学的な判断とは別問題ですが，説明がなかった場合には，事実の解明を困難にしたという責任を医療側が社会的に負担させられ，遺族側の主張が認められやすくなります．

7）法的責任の軽重の参考となるもの

行政処分については上述したので，ここでは刑事責任について述べます．

刑事責任は，個別の事情を考慮しながら，過去の判例に照らし合わせて課せられますが，その社会的影響も考慮されます．これは，マスコミなどによって，医療過誤に対する厳しい報道がなされた頃，刑事罰が厳しくなっていたことからも明らかですが，国民の支持によって成り立つ捜査機関としてはやむをえない面があります．むしろ，これは，マスコミなどが医療を過度に批判して国民の批判意識をあおったところに問題があったと理解すべきではないかと思います．

基本的には，被害の程度，過失の重大さに加え，日頃の診療態度，繰り返し事故を起こしているか，謝罪，示談の成否，反省，再発防止に取り組む姿勢などの事故後の態度や対応，遺族の処罰感情の有無が考慮されます．

事故後かなり時間が経ってから，不起訴が確定したような場合，医師の多くは「その間に左遷されたりしたのを，どうしてくれるんだ」と言います．その気持ちもわからなくもありませんし，たしかに，医師が，もっと早く処分を決定してほしいと思うのは人情ですが，実は，すぐに決定されるほうが医師にとっては不利な面があります．なぜならば，死亡して間もないときには，「医療過誤により人が亡くなった」という事実しか判断材料がないからです．しかも，当然ながら，その時点では遺族感情がきわめて悪いのがふつうです．しかし，時間が経過すれば，「誠実に対応した」，「謝罪をして遺族感情も改善した」，「反省している」，「再発防止に積極的に取り組んでいる」，「社会的制裁を受けている」というような点から，あえて刑事罰を科さなくてよいという理由が出てくる場合もあるわけです．

8）チーム医療における法的責任

チーム医療のなかでは，刑事罰が誰に科せられるかという問題がありますが，後述する民事責任とは異なり，基本的には個人に対して科せられます．

主治医以外の医療スタッフが起こした事故では，まずは直接的な過失があったスタッフの責任が問われます．「信頼の原則」といって，「行為者がある行為をなすにあたって，被害者あるいは第三者が適切な行動をすることを信頼するのが相当な場合には，たとえその被害者あるいは第三者の不適切な行動によって結果が発生したとしても，それに対しては責任を負わないとする原則」があります．医師が，看護師や薬剤師などの専門的なスタッフがやることをいちいちチェックすることは不可能です．したがって，内容や程度にもよりますが，そういったスタッフが起こした事故の責任は，それぞれのスタッフが負うというものです．

ただし，チェックすべき立場にあって，それが可能であったような場合には，主治医や，さらには事故が発生した科の部長などにも刑事責任が及ぶことがあります．この場合，十分な管理ができる現実的可能性，つまり相互の業務内容の密接な程度が関係してきますので，小さな開業医などでは，院長が責任を負う可能性が高くなってきます．

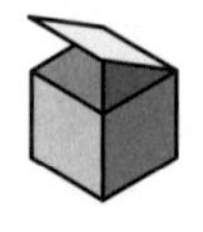

第3章

説明のありかた

すでに述べたように，医事紛争には，現実的に家族を失ったということに加えて，医療への期待が裏切られたとか，医師の態度が悪いといった感情的な面があります．その意味で，医師の説明はたいへん重要な部分を占めます．特に死後においては，医師の説明，対応，謝罪を完全に切り離して論じることはできませんが，まず医師の説明について述べます．

医師の説明

日頃，患者やその家族に説明をしておられる臨床医に対して，私がありきたりの説明をしても，それは釈迦に説法というものです．ここでは，私がよくない臨床医の説明を垣間見た経験や，私自身が解剖結果を，警察官の立ち会いのもと遺族に説明をした経験などをもとに述べてみます．生前の医師の説明と死後の説明では，共通することも多々ありますが，生前と死後では状況が異なりますので，まずは，それぞれについて述べることにします．

1）生前の医師の説明

冒頭に述べましたように，生前の医師の説明は，日頃，臨床医がよく行っていることですので，あえて私が詳しく述べることもないと思いますが，紛争に関係してくる点について，いくつか思うところを述べてみます．

(1) 患者や家族の理解力

「医療の内容　予想に反した結果」(16頁) で述べたように，主治医と患者やその家族との間で説明がうまくいっていないと，予想に反した結果が出たということになり，納得してもらえない原因になります．特に，何だかわからないけれど，患者側が「いい」と言っていたような承諾の場合には，悪い結果になってしまうと，納得がいかず，医療に問題があったとか，説明が悪かったと主張されます．なぜなら，そういった承諾は，「詳しいことはわからないけど，いい結果になるみたいだ」ということに承諾していたからです．

たしかに，医師の説明に問題がある場合もありますが，患者側の理解力が，あまりにも低いために，主治医との間で，「予想」に，ずれが生じてしまう場合もあります．このような場合には，いろいろと難しい説明をして，思わぬ誤解が生じるよりは，結論だけを伝えるほうが無難です．そうすれば，少なくとも，「助かる可能性は残念ながら低いが，できる限りのことをやってみる」といったような結論だけは，正しく伝わるからです．丁寧に説明することは重要ですが，内容を詳細にすることだけが，丁寧な説明ではないと思っています．「全部理解しろ」というのは，無理やり患者の口に食事を押し込むようなもので，調子が悪い場合には，大切な栄養素だけを提供することを考えるべきです．重要なことを省略してはいけませんが，正確な内容が相手に伝わるためであれば，混乱や誤解が生じるもとになることは省略することも必要です．そして，その分，丁寧な態度で接すればよいのではないかと思います．

たとえ話は，ときとして理解を深めるのに役立ちますが，単純なものでないと，かえって話を混乱させる場合もあります．人によっては，難しいたとえ話でなくても，たとえ話を用いた説明は受け付けないという場合があります．そういうタイプの人に対して，無理にたとえ話をすれば，真意が伝わらないばかりか，「今，死ぬか生きるかの話をしているのに，なぜ，違う話をするんですか」と怒ってしまったりします．

遠回しの表現も，時と場合，相手次第です．警察を通しての話ではありますが，遺族の「騙された」という怒りの中に，医師が，心理的な重圧を与えてはいけないという配慮から，遠回しに言ったことがあだになっていたこともありました．

医師の話を熱心に聞く患者や家族はありがたい存在ですが，医師の説明を一字一句文字どおりに受け止めているような場合には注意が必要です．医師の言うことを熱心に聞き，ものわかりも本当によいと思われていた家族が，死後，態度を一転し，強く文句（本来は，「苦情」というべきですが，ここでは理の通らない場合などに「文句」という言葉を用いています）を言ってくることがあります．こういった，必要以上に熱心で，「まじめ」にみえる人は，ものごとを独自の厳格なルールによって解釈していて，それに強くこだわる傾向があります．「医師の言うことは忠実に聞かなければいけない」という意味において，こちらと思いが重なっているときには，あまりにもいい家族として目に映りますが，患者が死亡してしまうと，「全面的に言うことを聞かねばならない」という魔法がとけ，「(自分が考えていた結果と全く異なっているので）医師は全面的に責任をもつべきである」という，やはり自分独自の厳格なルールに基づいて，徹底的に責任を追及してくる場合があります．そのような，一見かなりまじめそうな感じのする人に，「説明が違っていた」というようなメッセージだけを，いろいろなところに行ってことごとく発信されると，医師の立場は，たいへん悪いものになってしまいます．

(2) 患者や家族の疑問に応える

説明の場において，医師からみれば，ずいぶんピントはずれな質問や，幼稚な質問が出てくる場合があります．ときとして，本当は医師の診断と異なる病態ではないかというような，結果的には，医師の能力を疑うような失礼な質問である場合もあります．しかし，これらの質問は，基本的には，病気のことが心配だから発せられているわけですから，その点を解決すればいいわけです．「心配なこともいろいろあると思いますので，わからないことがあればいつでも聞いてください」と言って，質問したこと自体を尊重して説明すれば，少し安心して，不安ゆえ次々と質問を出してくるという感じはなくなります．一方，死後の説明においても同じことが言えますが，質問したこと自体を，「さきほど，すでに説明いたしておりますけれど…」というような感じで批判すれば，相手側は質問したことが正当であったことを示すために，さらにこれまでの説明不足を指摘してきたり，同じような質問を重ねてくることになってしまいます．

最も注意しておかなければならないのは，医学的な根拠なしに，「癌じゃないですか？」といったようなことを唐突に聞いてくる場合です．そういった場合であっても，一蹴せずに，「現在のところ，調べた範囲では，そのような心配はありません」といったような対応をしておくことが，相手を尊重するという意味では大切です．また，そうしておかないと，後に，たまたま癌がみつかったような場合に,「私が言っていたのに, 医師は適切な対応をしなかった」ので診断が遅れたと思い込まれる危険性があります.

限られた時間の中で, 診療に追われる医師にとって, 多くの時間をとられることは辛い面もありますが, 後にトラブルになってとられる時間の膨大さを考慮すれば, もちろん限度はありますが, 丁寧に付き合う必要があります. 少なくとも途中で打ちきったという印象をもたれるようなかたちで終わるのはよくないと思います.

説明において, その後の展開が最も悪くなるのは, 患者や家族をばかにした医師の態度ですが, これについては, 次項「2) 死後の医師の説明」以降で述べます.

2) 死後の医師の説明

(1) 死後の医師の説明は生前とは違う

死後の説明で最も重要なことは, 当たり前のことですが, 患者がすでに亡くなってしまっているということです. 世間の常識として, そして,「これまでの医学教育の中」での医師の常識として, 生きていない患者は, 医師の業務の対象外という理解があります. 一方, 医療事故が疑われている場合には, 遺族としては, 死亡した患者について, 医師が今後も対応すべきであるという強い思いがあるわけです. このずれを埋め合わせるには, 相当な配慮とエネルギーが必要です.

まず, 医師は日頃, 患者やその家族に説明をし慣れていますので, 自分は説明をするのがうまいと思っていますが, 遺族, 特に不信感をもった遺族に説明し慣れているというわけではありません.

これは, 死亡直後もさることながら, その後においても, 最も重要な点です. 生前「患者は臨床医を信頼しているから病院に何度もやってくる」わけですが, 死後には「遺族は臨床医を疑っているから病院に何度もやってくる」ことになります. それなのに, 同じように説明をしても, うまくいくはずがありません.

多くの臨床医は, 患者との信頼関係を築き, それを活かして短時間で要領よく説明をこなして, 限られた時間で多くの患者に対応する能力に長けています．しかし，自分が疑われているときに，説明する能力はあまり高くありません．そもそも臨床医は，日常業務のなかでは，自分が疑われているという状況があまりありませんので，いざそうなっても，日頃と同じような調子で説明してしまうのです．

言い換えれば，日常診療のなかでは説明を聞いてもらう準備ができているところで説明をしているのですが，遺族に対する説明の場合には，そうはいきません．そういったところができあがっていないというか，危うくなった，あるいは崩壊してしまったところで説明をする必要があるわけです．

つまり，信頼関係がないところで，いや，悪くすればマイナスになっているところで話をすることになります．解剖直後の法医は，もちろん初対面の遺族と信頼関係を築けているわけではありませんが，少なくとも信頼関係がマイナスということはありません．そして，警察からの依頼という点で，信頼関係の面ではアドバンテージがついています．この構図は，法医解剖だけでなく，改正医療法に基づく医療事故調査のために行われる解剖などでも成立するものです．つまり，医療事故が疑われているような場合には，当事者となっている臨床医は，マイナスの信頼関係を背負って説明するという厳しい状況に立たされているということです．

というわけで，法医学者が遺族に説明するのは，臨床医と立場がかなり異なります．私が警察官の立ち会いのもと，遺族に説明してトラブルになったことは，まだありませんが，それは，上述したように，警察から紹介された第三者，つまり，死亡したこと自体にはまったく関与していない者だからではないかと思います．また，私自身も，死亡したこと自体に関して責められる立場ではなく，謝罪する立場にもないということで，何も後ろめたいところはありません．それゆえ，心が落ち着いているという面もあります．

もちろん，医療過誤事件で鑑定の内容が気にくわない（当然ながら，構造的な問題として，ある鑑定結果によって，少なくとも遺族か病院のいずれか一方は不利な材料が増えることになりますので，自分たちが不利になるような鑑定内容を遺族が喜んで受け入れることができない場合もあります）ということで，後になって反論されるということはありますが，遺族から死亡したことに対して糾弾されるという立場にないということは，非常に大きなことです．したがって，遺族に責められる臨床医の気持ちを本当に理解することはできないかもしれません．以下，私が遺族と話をした経験や，医師が遺族ともめていた事案などを扱った経験から参考になると思われることを述べていきます．

(2) 紛争に発展する可能性が高い場合には弁護士に相談しておく

あまり，感じのいい話ではないかもしれませんが，医事紛争になる可能性が高いと思われる場合や，一見そのように見えなくても，明らかな医療事故の場合には（結局そうなる可能性がありますので），保険会社に連絡し，できるだけ早く弁護士からアドバイスを受けておくことが重要です．また，これは，患者が死亡する前であっても，重大な事故発生後の説明や，すでにもめている患者やその家族へ説明する場合においても同様です．

医師は日頃多くの患者の相手をしていますので，「人」を扱うのが上手だと思っていますが，実は，「患者」を扱うのが上手なだけであって，「トラブルとなっている相手」を扱うのは得意ではありません．医師は，弁護士のように，トラブルや争いの専門家ではないからです．

医師の多くは，弁護士に相談するというと，法的な争いをするのかという気持ちになりますが，実は弁護士は法的な争いをする人ではなく，法律的な知識やセンス，法的手段を用いて，できるだけ本格的な法的な争いをせずに解決しようという人たちです．医師が受診した患者をすべて手術したりはしないのと同様，弁護士も，相談のあった事件をすべて裁判にしてしまうわけではありません．基本は，できるだけ保存的に，妥当な範囲に落ち着かせるわけです．ただ，どうしてもそうはいかない場合には，手術をする，つまり裁判を受けて立つというところでしょうか．

ということで，弁護士に相談するからといって，最初から医師のほうも戦闘態勢を組むというような話ではありません．専門家からみて，初期治療として，やってはいけないこととかやっておくべきこと，あるいはどんなときに緊急対応が必要かとか，最悪どんな事態になりかねないかということなどについて，アドバイスを受けておくことが重要です．これは，日頃，医師が患者に対して行っていることですが，立場が逆であるということで，なかなか頭が切り替えられない面があります．また，病院を受診するのに比べれば，弁護士に相談するということは，一般社会ではハードルが高いということも関係しているでしょう．

弁護士に相談する利点は，受診して落ち着く患者と同様，当事者の医師も弁護士に相談することによって，それ相応に落ち着いて対応ができるということです．また，医師の場合もそうですが，弁護士も，最初から相談されている場合のほうが，一生懸命取り組む気になるし，対応しやすいという面があります．実際，弁護士といえども，当事者の初期対応が悪かった場合には，それをリカバーするのにかなりてこずることになりますので，そのような事態を避けるためにも，初期の相談が重要となります．

つまり，紛争に発展する可能性がある場合には，まだ紛争となっていないようにみえる段階，つまり，外観的には，病院側の弁護士が動いていない状態において，すでに相談しておくことが重要であるということです．

(3) まずはこちらが落ち着いて遺族と気持ちを共有してから説明する

弁護士に相談する必要がないような場合も含めて重要な点を述べます．

大切な家族を失った遺族は，多かれ少なかれ動揺していますが，それが急に生じた場合には，さらに緊張した雰囲気になります．以前，私がいた大学では，解剖後に遺族が大学に死体検案書を取りに来ておられましたが，他人に殺されたり，他人の不注意によって交通事故や労災で死亡したりした場合，遺族はかなり興奮しているのがふつうです．しかし，そういった場合でも，こちらが落ち着いていると，相手も次第に落ち着いてくるという面があります．

私の経験を述べますと，ある医療過誤以外の事件で，司法解剖の制度がよくわかっていなかった外国人の遺族から，「おまえは臓器を売るために解剖したんだろう．許さないぞ」と，突然激しく抗議をしてこられたことがありました．もちろん，そういったことはしていないし，また，できもしないのですが，そう思い込んでおられると，身の危険さえ感じるすごい勢いです．しかし，こちらが落ち着いて，まずはお悔やみを申し上げたうえで，司法解剖制度について丁寧に話していると，そのうち，相手側も落ち着いてきて，30分もたたないうちに，話が通じて，御礼を述べて帰っていかれました．法医は，殺人事件も多数扱い，こういった殺気立った雰囲気には慣れている面もありますが，警察署で通訳を介しての説明でしたから，こちらも安心して誠意をもって説明することができたように思います．しかし，医療過誤の嫌疑がかかった主治医として，病院で同様の激しい抗議をされた場合に，私も同じようにふるまえるかどうかはわかりません．

多くの臨床医が，日頃，落ち着いて，患者に共感して説明ができるのは，信頼されて，攻撃される心配もなく，そして患者や家族とともに「病気を治したい」という思いを共有しているからにすぎません．一方，死後の説明では，信頼を失い，攻撃される心配があり，そして「訴えてやる」という遺族の気持ちと思いを共有することもできないわけです．しかし，本当に立派な医師としての本領はこのような場でこそ発揮されるのではないかと思います．

このような場合，「落ち着いて」といった指示を繰り返す先輩もいるでしょうが，その気持ちはありがたいものの，これは，あまり有効なアドバイスではないでしょう．落ち着くことができる要素がないのに，無理に落ち着こうとして，なかには妙に落ち着きはらった態度をとる医師がいます．しかし，これは，無理に落ち着こうとして，開き直って他人事にしてしまっているだけであり，共感とはほど遠い状態です．

では，どうすべきか，ということですが，重症患者といえども病状を把握すれば，それなりに落ち着いてくるのと同じで，このような状況で医師が落ち着くためには，何が起こったか，問題点は何か，法的責任や社会的，道義的責任はどの程度のものかを把握しておくことが重要です．もちろん，それは，すぐに把握できないことのほうが多いでしょうが，その場合には，最大でもどの程度かというような把握でもかまいません．患者と同じで，「どこまで悪い状況かわからない」のが一番不安の原因になるのではないかと思います．

また，それと関連することですが，覚悟を決めておくことも重要です．「なんて不運なんだ」とか「こんなことで文句を言われるなんて」ではなく，「医師として医療に取り組んでいる以上，ときとして向き合わなければならない出来事であることを認識して，それに誠実に取り組むことが医師としての大切な仕事である」ということを自覚することによって，理不尽な状況に対する不満や，後ろめたい雰囲気，逃げ腰の感じがなくなってきます．

遺族に共感することが重要とはいえ，「訴えてやる」というような気持ちに共感することは，もちろん無理ですし，する必要はありません．しかし，「亡くなったことを残念に思っている」という点は共有できるのではないかと思います．まずは，場を共有し，そういった感情的な要素について，共有できるものは，できるだけ共有することが重要ではないかと思います．

そもそも，死亡した直後の遺族からの抗議や疑義は，感情的な要素が強い面があります．したがって，そういった点を遮って，いきなり論理的な説得をしたり，それを繰り返したとしても，遺族が我慢できないことが増大するだけになってしまいます．

(4) 遺族の攻撃に対して反撃すべきか

私自身が担当していない事例について，臨床医から相談されることもあります．一生懸命治療に取り組んできたにもかかわらず，理不尽に糾弾されると，どうにかして，相手をぎゃふんと言わせたいというような内容を求めておられる場合があります．ときとして，文句を言ってきた遺族をやっつけたと自慢する医師や，そういう先輩をみて頼もしいという若手医師もいますが，これは，相手側が我慢できないことを増やすだけで，せっかく放流によって，やや減少した遺族の我慢の貯水量を，さらに増やすことにほかなりません．そして，何よりも，家族が死亡した直後の気の毒な遺族を打ち砕くことは，本来の医師の仕事ではないので，やるべきではありません．

もちろん，悪意をもった意図的な攻撃や罵声を浴びせかけるような乱暴な態度を容認すべきではありませんが，そんな場合でさえも弁護士のほうからきっちりと反論してもらうべきであり，医師自身が相手に対する攻撃に転じることは避けなければなりません．これは，道徳的な問題だけでなく，相手側の戦略にはまらないという意味でも重要です．医師が攻撃している姿だけを取り上げられると，どういう経緯であれ，心証が悪くなり，不利になります．

こちらが，興奮しないための重要な要素としては，相手側の怒りの程度にもよりますが，必要に応じて「直接的な身の危険」が及ばないような工夫(法医のように，警察官立ち会いのもとというわけにはいかないでしょうから，こちらも複数で，連絡係をドア付近において，机を挟んで話をするなど）とか，「社会的な身の危険」に対する理解やその対応（いろいろとあるでしょうが，法的責任がどの程度に落ち着くかとか，マスコミに事実と異なるかたちで報道されてしまわないことなど）の２点を押さえておくことがあげられると思います．

ただ，「直接的な身の危険」については，わざと因縁をつけてきているような遺族と，よくわからないから必死で聞いているような遺族とをよく見極める必要があるように思います．よくわからないから必死になっているだけの遺族であっても，こちらが身構えると，相手側も身構え，戦闘的な雰囲気が芽生えてしまうように思います．また，「社会的な身の危険」については，そういったことの予想（覚悟）や対策（準備）ができているほうが，気持ちに余裕が出て，反撃ムードに陥らずにすむのではないかと思います．

(5) 良くも悪くも気持ちは伝わる

気持ちは，雰囲気の問題ですので，話している内容ではなく，攻撃的な雰囲気があればよくない結果になります．院内で熱心だと評判がよい若手医師が，一生懸命説明していたのに，なぜか遺族に「殺されたうえに，叱られた．こういう，ひどい医師は許せない」と言われているという事案を経験したことがあります．一見理不尽なことを言う遺族のようですが，後で聞いたところ，この遺族もごく普通の人であるとのことでした．

説明している内容が，専門的すぎてわかりにくい場合には，医師は熱心に話しているつもりでも，遺族側は内容を理解することができず，その勢いだけを感じ取ります．

あまり，適当なたとえかどうかは，わかりませんが，私の父が認知症となり，若い介護士が必死になっていろいろと注意をすると，父はそれが理解できなかったために，「なんか，よくわからないけど，今日は朝から，いっぱい叱られたような気がする」と言っていたのを思い出します．結局，「何回言ったらわかるんだ」というような気持ちが少しでもあれば，それだけが伝わってしまうのではないかと思います．しかし，同じ注意でも，心配しているような感じで注意をされた場合には，「なんか知らんけど，よくしてくれる」と言っていました．つまり，内容は伝わらなくても，微妙な気持ちだけはしっかり伝わっているということです．

医師と遺族がもめているケースでは，医師が遺族のことをバカにしている場合がありますが，この思いも遺族にはしっかりと伝わっています．ある事件で，「医師がバカにした態度をとっている」ということを，遺族が警察に言っていましたが，医師のほうでは，そんなことは一切していないということでした．私が警察官立ち会いのもと，治療状況を説明してもらうために，医師と話しましたところ，医師は短い説明の間中，「このバカな遺族が…」「バカな遺族で…」と何度も繰り返していました．たしかに，治療内容に大きな問題はなく，遺族の理解力も悪かったように思いますが，直接，遺族に「バカ」とは言わずとも，その雰囲気が伝わっていたのだなあと感じました．

医師の多くは，科学的な思考のトレーニングを積んできていますので，論理的な話の理解力が高い傾向にありますが，そのせいか，論理的な理解力における能力が低い人たちをバカにするという困った傾向がうかがえます．しかし，論理的思考が得意でないからといって，non-verbal なコミュニケーション能力までもが低いというわけではありません．むしろ，感覚的で non-verbal なコミュニケーションを中心とした生活を送っている場合には，その能力が高いことさえあります．ですから，内容は伝わらなくても，「バカにした気持ち」だけは伝わってしまうわけです．

また，バカにしているというわけではありませんが，説明をしている医師が，あるいは後ろのほうで研修医が腕組みをしたり，足組みをしたり，頬杖をついていたり，貧乏ゆすりをしていたり，はたまたボールペンを分解していたりすれば，患者を思う気持ち，つまり共感していないことが遺族に伝わってしまいます．

このような医師でも，治療という客観面においては患者のことを思って熱心に取り組んでいるという場合も少なくありません．しかし，患者や家族は通常，簡単に治る病気であれば，医師の態度はあまり気にしないこともありますが，そうでないときには，説明などを理解することよりも，医師の態度のほうに注意がいきます．そのため，患者の死後の説明では，遺族は究極ともいえる状態ですので，特にこういった部分は意外と見逃しません．医療内容の説明がうまく伝わらない場合には，そこだけが評価され，遺族の不満になっていきます．

医師の思っている気持ちが意外と伝わってしまう例として，詳しい内容は述べませんが，私が担当した印象的なある事件について述べたいと思います．あるとき，改造バイクで暴走行為を繰り返していた少年が，バイクで事故を起こし，前頭部を強打して頸椎骨折を負い，救急搬送されましたが亡くなりました．その母親が，医師の説明に対して「納得できない」と言ってもめているため，解剖となりました．解剖したところ，頸椎が完全に折れており，上位頸髄損傷で死亡していることが明らかとなりました．もともと医療過誤事件という位置づけではありませんでしたので，私から遺族に直接説明してほしいと警察に言われました．

警察官に連れられて，憔悴しきった母親がやって来られたのを見て，私は，「このたびは，大切な息子さんがお亡くなりになり，たいへん，お辛いと思いますが，解剖の結果をご説明させていただきますので，少しお時間をいただければと思います．よろしくお願いいたします」と言ったところ，「私の息子のことを『大事な息子』と言ってくださったのは，先生が初めてです．それだけわかっていただければ，もう言うことはありません．頸が折れたら死ぬくらいのことは，私だってわかります．どうもありがとうございました」と言って，5分も経たないうちに，帰っていかれました．当初の話では，どうにもこうにも納得してくれない人なので，相当時間がかかりそうだということでしたので，警察官は驚いていました．

私は，母親の雰囲気をみて，本当にかわいい息子さんだったのだろうと感じたわけですが，それが，母親に伝わったのではないかと思います．一方，病院では，日頃から，そのような若者が搬送されてきて困っていた面がありましたし，警察も取締りで苦労していた面がありましたので，もちろん，言葉には出さなかったでしょうが，「ついに，死んだか」というような気持ちが，相手に伝わってしまったのではないかと思います．このように言いますと，私だけが人格者であると言っているように思われるかもしれませんが，そういうことではありません．私の場合，日頃，そういった若者に煩わされていた部分はなく，判断材料として，「不幸にして亡くなった息子さんと憔悴した母親の姿」しかありませんでしたので，心の底からそう思ったにすぎないのです．

(6) 本当にそういう気持ちになることが重要である

そういうわけで私は，遺族に対して「うまくふるまう」のではなく，「本当にそういう気持ちになる」ということが，まず重要ではないかと思います．

あることで私に相談しに来られた臨床医から，「法医の先生は口がうまい，さすが…，こりゃこれからも使えますね」などと言われたことがあります．そんなとき，「私の言いたいことは，そういうことではないのですが…」とも言いませんが，たいへん残念に思いました．本当に共感する気持ちがあれば，多少，粗相をしても，言い方が悪かったとしても，気持ちはかなり伝わるものではないかと思います．

私は，臨床医が患者を思う気持ちが低いと言っているわけでは，けっしてありません．患者が亡くなると，遺族は，これまで我慢していたことが我慢できなくなると述べましたが，それだけではないと思います．

実際，患者が生きている間は，医師は本当に一生懸命やろうという気持ちがありますので，多かれ少なかれ，それが伝わっています．

しかし，患者が亡くなると，医師のそういう気持ちに終止符が打たれ，特に遺族が攻撃的になっている場合には，遺族への対応に関しては，一生懸命やろうという敬虔な気持ちではなく，煩わしい事後処理をさせられているとか，自分の保身という気持ちが大部分を占めてしまうのではないかと思います．

また，医師が患者を思う気持ちは，本来，患者にどう思われようと，医師としてもっておかねばならないものではありますが，現実的には，患者や家族が医師を思う気持ちによって支えられている面があります．それが急に断ち切られると，ここで医師としての差が歴然となります．患者やその家族の賞賛によってのみ支えられてきた余力のない医師の場合には，ここを持ちこたえることができず，遺族に対する配慮のなさが露呈し始めます．

そして，今度はそれが伝わってしまうのです．患者家族の我慢と医師の献身的な態度に終止符が打たれている，そういう状況では悪い展開になりやすいということです．

(7) 説明中での家族からの医学と関係のない話

遺族が，亡くなった人の思い出話や，これからの心配について話してくる場合があります．また，まったく関係のない話をする場合もあります．

そういうときに，それは関係ない話だという認識で，それに付き合わずに，話を無理に先に進めようとする医師もいますが，そういった場合，いくら口で「残念に思っている」と繰り返しても，気持ちを共有することは不可能ではないかと思います．もちろん限度はあります．家族の話に深入りするのは逆にトラブルの原因にもなりますので，深くこみいった話はしないほうがよいでしょうし，必要もありません．しかし，少なくとも，相手が発する話を受けとめるところまではすべきではないかと思います．それを遮って，「時間もありませんので」と先に進めれば，「私にとって，亡くなられたことは，特に重大ではありませんし，感慨深いものでもありませんが，われわれに責任がないということだけは，重要ですので早く説明しておきたいと思います」と言っているようなものです．

私は，信頼とは，一見関係ない話題も共有し，尊重して聞くということによって築かれるのではないかと思います．多くの開業医は，開業している場所にもよりますが，外来では，治療に関係のない話でも，ある程度は付き合っているのではないかと思います．そして，深入りしないし，適切なところで区切りをつけることも心得ておられると思います．そういった開業医の場合には，実際，訴訟になることが少ない面があります．

もちろん，大きな病院の勤務医にも，そういった資質は備わっているでしょうが，組織の構造や勤務形態として発揮しにくいのではないかと思います．

また，日常診療ではうまくできていたとしても，相手が遺族の場合には，うまくいかないことがあるのは，それは，「自分たちの仕事ではない」と思っていることと，もう1つは，「また来てほしいと思っていない」からではないかと思います．

(8) 共有することと共有してはいけないこと

なお，話に付き合って場を共有するとは述べましたが，もちろん，なんでも共有することがよいというわけではありません．前述したように，明らかに悪意をもって因縁をつけてきているような相手の場合には，因縁の部分を共有することは，相手を感情的に優位にさせてしまうことにつながってしまいます．しかし，そのような場合でさえも，しばらく聞いておくことはできますし，亡くなったことを残念に思うという点は共有できます．また，糾弾してやるというような話でも，それが正しいかは別として，言葉に出さずとも，「どのような点に不満や不信感がある内容なのかについては，よくわかった」と理解しておくことはできます．

そういうことによって，攻撃⇔反撃という戦いの場ではなく，攻撃→主張内容の理解（≠同意）という共有の場のムードにしてゆくことが重要です．因縁をつける人は戦いの場で本領を発揮するわけですので，そういう「戦いの土俵」にしてしまわないようにしなくてはなりません．ややこしい話のようでもありますが，相手の話の中で，人として共感を示せる，示すべき部分のみを抽出して共感するということが大切なのではないかと思います．

説明をするうえで重要なこと

すでに述べましたように，生前の説明は，患者や家族の不安を和らげるとともに，希望をもってもらいながらも，現実からかけはなれた期待になってしまわないようにする点が重要ではないかと思います．一方，死後の説明は，患者が亡くなったことが悲しいという気持ちを共有するところから始めて，どのような病態で亡くなったか，医療事故であれば，何が起こったか，なぜ起こったか，その結果どうなったかなどを説明します．それと同時に，自分たちが誠実に取り組んできたこと，また取り組んでいくことを理解してもらうことが重要になってきます．

ここでは，死後の説明にかかわる点を中心に，両者に共通する，いくつかの点について述べたいと思います．

1）誰に説明するか

生前であれば，まずは患者自身ということになるでしょうが，特に患者が死亡する可能性が高い場合には，将来，誤解が生じないように，家族の代表者とも十分に話しておく必要があります．

家族とはどの範囲かということになりますと，「診療情報の提供等に関する指針」では，診療記録の開示を求め得る者の範囲は，患者の配偶者，子，父母及びこれに準ずる者（これらの者に法定代理人がいる場合の法定代理人を含む.）とするとされています．なお，家族関係は，外からはわからない面もありますので，こちらで代表者を勝手に決めてしまわずに，家族に決めてもらうのが無難です．しかし，いつも病院に付き添ってくる家族以外に，長男や最年長の子など，外観的に代表者とも考えられる人物が存在している場合には，そういった人への説明の必要があるかどうかを確認しておくほうがよいでしょう．患者が亡くなってからは，生前以上に，これまで全然出てこなかった人が，突然登場してくることがあります．たとえば，内縁の妻がいつも付き添っていたのに，本妻が出てくるというような場合があるわけです．また，一度も顔を出さなかった遠くに住む長男が出てくる場合もあります．このように「遺族」といっても，実態はたいへん複雑なので，厚生労働省医政局長通知（医政発0508第1号・平成27年5月8日）においては，医療事故における遺族の範囲については法令で定めないが，「遺族側で遺族の代表者を定めてもらい，遺族への説明等の手続はその代表者に行う」としています．なお，死産した胎児の遺族については，当該医療事故で死産した胎児の父母，祖父母とすると定義しています．

2）説明する前から誤解が—初めて会う遺族

そういった場合に，たいへん重要なことは，担当医としては，これまで自分は懸命に治療にあたってきたと思っていても，初めて登場してきた人物は，これまでの努力をみてくれてはいないということです．彼らは，遺族からの説明だけを通して，死亡したという現実だけを見ています．初めて身内を失ったような場合，たとえば，多臓器不全に陥ってひどい浮腫をきたして亡くなった患者の遺体だけを見て，そこから，「どうもありがとうございました」という気持ちがすぐに湧いてくるかは微妙です．そういうときに，「医療ミス」ではないかという声が少しでも出てくれば，感情的な話ではありますが，判断が一気にそちらに傾いてしまうわけです．

したがって，いつも病院に来ていた遺族から，「医者はよくやってくれた」という説明をしてもらっていなければ，医療の内容を厳しく批判してくる可能性があります．一生懸命頑張ってきた医師が，一度も見舞いにきたこともないような遺族に，いきなり「何か問題があったのではないか」という，理不尽な追及を（遺族側の）「正論」として突きつけられたときに，ついに我慢しきれなくなって，「何を言ってるのだ，いいかげんにしろ」という感じで「反撃」に出てしまうと，「俺は，遠いところから来ているのに，いきなり怒って，やっぱり，ひどい医者だ．間違いない」というように受けとられ，怒りのスイッチが入ってしまうわけです．

似たような構図は，老人病院に入院したきり，ほとんど見舞いに来る家族がいないような患者が死亡したようなときにもみられます．そういった遺族が，患者が死亡して初めて病院にやってきて，死亡直前の出血傾向によって体のあちこちに生じた出血斑を見て驚き，「暴行されて死亡したのではないか」となってしまうわけです．しかし，一般的には，そのようなことが起こりうる患者を扱う病院では，前もって説明をしたり，近い将来死亡する状況になったときには，無理をしてでも家族を呼び寄せたりするなどの配慮をしていますので，たいていは問題なく終わります．それでも病院に来ないような（あるいは，来ることができない）家族もいます．そういった場合にトラブルになってしまうと，法医解剖となることがありますが，第三者であるわれわれから説明をいたしますと，遺族の不審が一掃されて納得していただけることがほとんどです．なぜなら，このような争いは，誤解に基づくものなので，誤解が解ければ，解決する方向に向かうわけです．

3）誤解は解けても態度は許せない

もっとも，いったんこじれた人間関係は，何かそれなりの理由がないと，元に戻せない面もあります．たとえば，遺族が自分の誤解で，世話になった医師を糾弾してしまったとき，その担当医の態度があまりにも攻撃的（反撃的）であったり，人をばかにしたものであったりすれば，家族を亡くして傷ついた遺族の尊厳は，たとえ自身の誤解にせよ，そう簡単には元に戻りません．また，医師も，一生懸命頑張ってきたのに理不尽な糾弾をされ，医師としてのプライドが傷つけられたままでは我慢できない面があります．

私は以前，「見慣れていない人が，こういう状態を初めて見れば，何かあったと思ってしまうのは仕方がない面もあります．医師にとっては迷惑な話ですが，家族を思う気持ちから，つい医師を怒鳴りつけてしまったのでしょう．また，医師も，一生懸命頑張ってきたこともあり，その張りつめた気持ちがまだ残っていて，それが怒っているという感じを与えたのでしょう．それだけ頑張ってくれていたということでもあります」と警察に伝えたことがあります．警察は，私のコメントを遺族に説明し，その後，遺族も考えなおして医師に謝り，収まったことがあります．

このように，誤解に基づいて生じた話については，けが人が出るなどの実害がなければ，行動の正当性はともかく，当事者の気持ちの正当性をある程度認めることによって，互いの面子がたち，収まる場合があります．ただし，このような収め方は，権限や権威をもった第三者にしかできない面があります．

ここで大切なことは，遺族の失礼な攻撃に対しても，医師は客観的にみて失礼な反撃をしないことです．反撃ならずとも，反論というかたちさえ避けるべきです．相手の言うことが間違っていても，「反論」ではなく，「説明」という視点に立って修正する必要があります．また，「そんなことを言うくらいなら，もっと見舞いにでも来たらどうかね」とか，「何も知らんくせに文句を言うな」というような言葉が喉まで出かかるような状態で話をすれば，遺族は，医師の態度にも敏感ですので，その雰囲気をとらえ，そこが怒りの新たな原点となります．

このようなことは，話している内容よりも，声の調子とか，抑揚に表れます．「ことば尻」を捉えるという言葉がありますが，しゃべり言葉のなかでは，「ひらがな」の部分に表れるような気がいたします．

まずは，相手の失礼な質問にも，「最後は出血もして，本当にたいへんでした．ご遺体を見て驚かれたと思いますが，それでも，どうにか命をつなげるよう，精いっぱい頑張ってまいりましたが，残念です」と，質問内容が妥当かは別として，そう質問する気持ちの正当性は認める必要があります．そして，誠実に説明をして，それでも耳を傾けてもらえなければ，病院側は，上級医や弁護士などに人を変え，また，場所や時間を変えて説明するのがよいのではないかと思います．

4）専門用語をどのように使うか

警察官立ち会いのもと，解剖結果を遺族に説明した経験から申しますと，遺族に説明する場合には，まずは専門的知識の差による誤解が生じないように配慮する必要があります．

医師が一般の人に説明をする場合には，専門用語をできるだけわかりやすく説明する必要があります．国立国語研究所から出版されている「病院の言葉をわかりやすく―工夫の提案―」(国立国語研究所「病院の言葉」委員会編著，勁草書房，東京，2009）は，一般の人にわかりやすい言葉に置き換える方法に加えて，一般の人が，どのような誤解をしてしまう可能性があるかについても言及しており，たいへん参考になります．とはいえ，医師が，自分の考えていることのニュアンスを正確に伝えるには，相手側の予備知識や理解度に応じて，医師自身もよく考えて話す必要があります．

相手が理解しているかどうかを配慮せずに，医学的な専門用語を使って説明を進めていくことはよくありませんが，最初に一度説明をして理解してもらえたら，その後は，専門用語を用いて説明したほうが，包括的に納得してもらうためにはよい面があります．また，こちらの丁寧に説明する気持ちも伝わるかもしれません．そして，説明を受ける側としては，詳しい説明を受けたという満足感が得られるかもしれません．

ただ，専門用語を本当に正しく理解するには，やはり専門的な知識が必要です．家族や遺族が，専門用語を交えた説明を聞いている間はよいのですが，両者で専門用語を共有し始めると，専門性の垣根が低くなり，やがて一般の人でも，まるで「専門家」のような意見を述べ始めるようになる場合があります．こういったことを防ぐには，あくまでも「『多臓器不全』という状態」というような表現を，ときどき用いて，「ひとことで言えば，専門的な用語を用いて一般の人に説明している」という感じを再認識してもらうようにする必要があります．

また，医学生にするような詳しすぎる説明は，素人的な疑問を無制限に膨らませるだけで，死亡にいたる経過の大筋さえも理解されない結果に終わる場合があります．

近年，ネット上にも医療情報が氾濫し，患者や家族が，かなり詳しい専門的な情報を集めている場合も少なくありません．しかし情報を集めているということと，正確に理解しているということは別です．ときに，よく調べてきた遺族が「炎症は，体の生体防御反応として重要であると聞いているが，抗炎症剤というものを使って炎症を抑えたのが悪くなった原因ではないのか」といったような，「専門的」な質問をすることがありますが，私の場合は，「詳しく勉強されておられるようですね．いろいろと調べてそういった心配をされる方もおられますが，炎症は抑えないと，たいへん危険な面もあり，この場合は，ご質問された点ついては心配はないです」と説明をいたします．たいていは，このように，「調べようとする気持ちを評価したうえで，専門的な部分についてはこちらで専門的な判断をして結果を返す」と，納得してもらえます．

ただ，これは，私が第三者であるため，自分に都合のよいような嘘はつかないだろうという信用があるからであって，主治医が「何か変なことが起こったのではないか」という疑いをもっている遺族に同じ説明をした場合，そう簡単に収まるかどうかはわかりません．また，ある程度説明をしても納得してもらえないような場合や，納得するつもりが最初からない場合があります．もし，そうであれば，それは説明の善し悪しの問題ではないので，細かい説明を続けて，よりわかりにくくしたり，弁解がましく聞こえたりすることは避け，後日，裁判などになったときに，弁護士を通して説明してもらうほが，不要な感情的対立を生み出さないためにもよいのではないかと思います．

5）避けるべき表現

医療過誤の鑑定のなかで，私は，何が起こったか，また，死因や死因との因果関係などについて言及することになりますが，基本的には，担当医の技術的なレベルとか，いかに注意不足であったかなどについては，その分野を専門とする臨床医に委ねることにしています．臨床医の報告書などで，そういった点について触れているものがありますが，そのなかでは，「入れ間違った」，「失敗した」とか，「注意不足」といったような表現がみられることがあります．むしろ，このような場合には「入れるべきところ，～を入れてしまった」,「うまくいかなかった」,「確認が不十分であった」というような表現を用いるほうがよいのではないかと考えています.

医師のなかには,「どう違うんだ,同じじゃないか」と言う人もいますが,前者のような表現はよく言えば簡潔ですが,複雑な事情や背景を無視した結論として受け止められてしまう可能性があります.「確認が不十分であった」ということであれば,「切迫していて時間がなかった」とか,「間違いやすい状況にあった」などの理由もありうるわけですが,「注意不足」としてしまうと,それは社会的に非難すべき結論として一人歩きをし始めるわけです.

一般に,四字熟語やそれに近い表現は,細かい事情について検討する場を排除してしまう傾向にありますので,もめているときや,もめそうなときには避けるべきではないかと思います.特に,患者が死亡して遺族がパニックになっているような状況で,こういった結論づけるような言葉を用いて説明すれば,それが脳裏に焼き付いてしまいます.そうやっていったん思い込まれてしまうと,後になって新たな事実が判明したとしても,修正しようとすればするほど,そこに新たな不信感が発生してしまうだけで修正不能となってしまいます.

そういったことからも,死亡直後のまだ事実が確定していないような状況では,不確定なことについてあれこれと言及することは避け,やむをえず伝える必要があったとしても,内容を絞る必要があります.そして,結論を印象づけるような表現は避け,「〜であった可能性も考えられ,現在調査しています」といったような言葉を用いて,正確に伝えます.言い換えれば,明確でないことを,あたかも明確な感じに表現してしまうことは,かえって正確ではないことを肝に銘じておく必要があります.

四字熟語的な表現はまた,気持ちを汲みとっていないとか,簡単に片づけているという印象を与える面もあります.「専門的に言わせていただきますと,『救命不能』でした」と言われるよりは,「残念ながら,現在の医学では,助けることができない状態でした」と言われるほうが納得できるのではないかと思います.

臨床医の多くは,最初に,「注意不足」とか,「確認ミス」といったような細かい事情を排除した表現を用いておきながら,後になって医療の細かい事情を配慮してもらえないと嘆く傾向にあります．これは，一昔前まで，医師が常に社会的に尊重され，何でも納得してもらえるという世界に生きてきたからではないかと思います．医師は，こういった点についても考慮すると同時に，常日頃から医療行為の専門性や特殊性を尊重してもらえるような働きかけをしておくべきではないかと思っています．

6）わからないこととわかっていること

わからないことを，想像で話したり，適当につくろったりすると，紛争が芽生えているような状況では，問題が生じてきます．わからないことについては，「わからない」，「現時点ではわからない」，「調べているところである」など，正確に答える必要があります．正確に答えるというと，なんでもかんでもしゃべってしまうことと混同してしまう人がいますが，状況によっては事実と異なるかもしれない情報を，事実として受けとめてしまう可能性がある相手にしゃべってしまうことは，正確に答えたことにはなりません．

また，わからないとまではいかないけれども，諸事情を無視したコメントも避けるべきです．たとえば，前医についての評価を求められたとしても，当方としては，当時の前医での状況を知らない可能性，たとえば，患者が医師とけんかして勝手に帰宅したというような特殊事情が隠れている可能性もありますので，安易にコメントすべきではありません．しかし，「前医からは特に聞いていない」といったような間違いない事実については，状況によっては言っておく必要があります．

7）質問を受け付ける

説明の途中で，相手側からも質問をしてもらうということがあります．これによって理解を深めるということもありますが，一般的に，こちらからばかり話していると，話しているほうもエネルギーを使いますが，相手側もそれなりのエネルギーを使いますので，「我慢のダムの貯水量」は，多かれ少なかれ，それに相当する分は上昇します．そういったところで，相手側からも，質問してもらうことによって，健全な放流が行われることになります．

とはいえ，これは口では簡単ですが，日頃，指導的な立場をとっている医師や大学の教員にとって（私もそうですが），相手側に対して，十分な配慮を行い，実践していくことは，なかなか難しいことです．

8）同じことを何度も尋ねる人たち

家族が亡くなるということはたいへん重大な出来事ですので，なかなかその現実がのみ込めない場合も少なくありません．そういった場合に，すでに説明している同じことを何度も尋ねてこられる家族がいますが，これは，しつこく因縁をつけようとしている人と区別する必要があります．そして，嚥下困難の患者に付き合うように，温かい配慮をもってのみ込めるように根気よく付き合う必要があります．もちろん程度問題ではありますし，他に診なければならない患者の治療に支障をきたさないようにする必要はありますが，早く済まそうという感じがあると，それが相手にも伝わり，かえって長引く原因となります．

基本的には，同じことを訊かれれば，相手が尋ねてきたことを批判せずに，同じ説明を繰り返せばよいわけです．ただし，わかりやすくしようと，違う方法で説明しようする場合には，必ず，前回と同じ説明を簡単に行ったうえで，それに追加するような方法で説明する必要があります．そうでないと，前回の説明を理解できていないわけですから，説明が二転三転したと受け止められてしまいます．納得することが困難な状態に陥っている遺族の場合，説明の内容の再現性もさることながら，表現の再現性にも注意が必要です．

法医解剖の場合には，状況的に不審な点が残る場合や，突然の事例が多いため，遺族が，急には納得できない場合があります．そういった場合でも，丁寧に対応すれば，たいていは納得してもらえます．しかし，ときとして，いったん納得しても，後日，また同じ疑問を投げかけてくる場合があります．こういった場合にも丁寧に説明することにしていますが，せいぜい2回程度で，何度も来られるということになると，話は別です．

1回の面談中に，何度も同じことを訊かれることに付き合うことは大切ですが，何度もやって来て同じプロセスを繰り返すことは，のみ込むことを手伝うことにならないばかりか，同じ神経回路を使うこととなり，それによって相手側がますます疑いを深め，確信していく原因となります．いったん思い込むと，いくら説明しても，形状記憶合金のようにしばらくすると考えが戻るような場合には，相手側の要請に対して間隔をあけるなどの工夫が必要になってきます．法医の場合には，警察官立ち会いのもとでしか説明しませんし，こういった場合，警察が対応してくれますが，病院では事務方や，場合によっては弁護士に対応してもらうことになります．

9）説明の録音について

説明の再現性にいついて少し述べましたが，説明を患者や家族が，録音させてほしいと言ってこられる場合があります．最大の問題は，録音の場合，双方の顔の表情などが取り除かれ，また内容的にも，前後の文脈からその一部だけが取り沙汰されて，ひとり歩きしてしまうという危険性があります．

まずは，患者や家族が，純粋に大切なことであるから録音したいという気持ちを否定しないで，話を進めることが大切です．そして，録音が誤解を生んだり，内容の一部が濫用されたりすると困るからというような，こちらの都合が主体の理由ではなく，患者や家族の側に立って説明する必要があります．「図を使って，丁寧にご説明いたしますので，ご心配はいりません」と言って，できれば録音しない方向にもっていくことがいいでしょう．また，上述したことの裏返しですが，「録音して，何度も同じ部分だけを聴いていると，気がめいってくる場合があります」ということを告げることもいいかもしれません．

しかし，どうしても録音したいという場合には，無理に禁止されたと思われると，最初から雰囲気が悪くなりますので，事務方に相談してみるのもよいかもしれません．この問題は死後の説明においては，より厳しいものとなりますが，法医解剖の場合には，警察が捜査情報の管理という点から録音を認めていませんので，われわれ法医がとやかく言う必要はありません．臨床の場合にも，当該医師以外からではなく，別の者から無理であることを告げられるほうがよい展開になることは確かかと思います．

それでも，どうしても録音したいという場合には，録音を認めたうえで，医師側においても，「間違いがないように」ということで録音するか，あるいは，そういった必要がないよう，あらためて詳しい説明書を渡すようにすることを約束し，録音をせずにすますなどの工夫が必要ではないかと思います．(文書のほうが一度に全体を見渡せるので，録音に比べて一部だけが一人歩きする可能性は低いといえます．)

また，どうしても録音したいという患者や遺族もさることながら，攻撃的になっている場合や，悪意をもっている場合には，内緒で録音されていることがあります．こういった行為は，医師の人格権の侵害として違法な側面をもっており，刑事事件の場合には，違法に収集されたという理由で証拠として採用されない可能性もあります．しかし，これは国家による人権侵害を抑制するためであって，私人間(国民同士)の紛争である民事事件の場合には，証拠として採用される可能性が高いので，注意が必要です．録音された内容のうち，医師がかっとなって，厳しい口調でものを言ったところだけが，周囲の者に聞かれると，確かにひどい医者だということになってしまいます．

一方，逆に医師が隠し録音をしていた場合はどうかといいますと，それによって，たとえ医師の潔白を立証できたとしても，医師は，これからも同じ場所で診療を続けていくわけですから，これから説明する他の患者への影響を考えると，明らかな恐喝や身に危険が及ぶような状況は別として，あまりいい方法ではないように思います．

しかし，双方で意見が食い違う場合もありますので，公証人とまではいかなくても，説明が困難な場合には，メディエーターのような第三者を交えて説明する制度が，これからは必要かもしれません．その場合には，メディエーターから「記録のために録音させていただきます」と言えば，隠し録音する必要もなくなります．そして，医師自身が自分から録音すると言い出すのに比べて，かどがたたないのではないかと思います．もっとも，現状では，診療録に詳細に記載するだけで十分ではないかと思います．

10）納得できるかはムードの問題

最後に，遺族が納得できるかどうかは，医学的なディスカッションで納得できるということとは，やや異なる面があることについて述べます．つまり，論理的なものが主体ではなく，感情的なものが主体で，その裏づけが論理的なものということではないかと思います．したがって，たとえ医学的，つまり論理的には正しくても，感情的な面を損ねると納得してもらえない結果となります．すでに述べたように，たとえ論理的に正しくても，こちらが怒って説明したり，反撃・反論ムードになったりすれば，感情面から，納得が得られにくくなります．説明は，あくまで患者や家族あるいは遺族のために行うという位置づけでなくてはなりません．「これだけは，言わせてもらいます」という感じではなく，「ここは特に大切な点ですのでよく聞いておいてください」という感じです．

また「前回話したから」とか，「わかりきっていることだから」とか，「時間が無駄になるから」という理由で，互いにすでに共有している事実を省いて，いきなり問題となっている点から話し合おうとする人がいますが，これは，いきなり戦いの様相に転ずる可能性があります．たとえば結婚ということでいえば，両家で結婚式の打合せをする場合に，式場をどこにするかで話がなかなかまとまらないとします．そういうときには，まずは，日取りは～でお互いよいとか，和式でよいとか，そういった，すでに合意できている話をして，両家でほとんど意見が合っているということを実感したうえで，意見がまとまっていないことについて話し合いをもてば，うまくまとまるでしょう．しかし，いきなり，「式場は絶対ここだ」，「いや，あそこだ」と意見を戦わせるところから始めたのでは破談になりかねません．テクニックではなく，気持ちを配慮するという意味において，意見を共有する間柄であるというムードを共有してから，話を始めるべきではないかと思います．

また，ムードという面では，環境づくりも大切となってきます．説明する場所の設定，紹介のされ方など，事務方のサポートはたいへん重要となってきます．診察室においても，看護師が協力的でなければ，診察がしにくくなるのと同じです．

このような点については，弁護士がいちばん詳しいと思いますが，いくつか気づく点を次章で述べたいと思います．

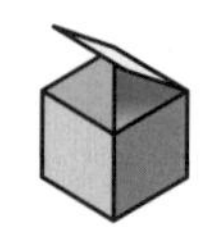

第4章

医師と病院の対応

患者が不幸にして死亡した場合でも，たいていは，医師からの説明で話が終結するわけですが，ときにその後も問題が遷延することがあります．そういった場合には，通常，病院や医師会の顧問弁護士，あるいは保険会社の顧問弁護士に相談し，その指導に沿って話を進めているのではないかと思います．法律的な対応については，法律家が書いた専門書がありますので，本項では，医師や病院が，どのような点を頭におけばよいかということを話したいと思います．

なお，「対応」という言葉には，何か，「どうにか処理する」というイメージがあるように私は感じます．その点では，本当は「取り組み」というべきではないかと思っています．

適正で誠実な取り組み

1）遺族にとって納得のいく方法で

医療事故によって死亡した場合，あるいはそれが疑われるような場合，遺族は，そう簡単に納得するわけにはいかないでしょう．「本来，納得できないことについて，遺族に納得してもらう」ためには，患者が亡くなったという事実以外は，すべて遺族にとって納得できるようなものである必要があります．しかし，これは，医師や病院が，何でも遺族の言うことをきくとか，何もかも医師側が悪いといって謝るようなことではありません．説明，謝罪，調査，再発防止への取り組み，場合によっては補償などのすべてが，心のこもった誠意のある，社会的に適切で丁寧な対応でなされなければならないということです．

2）社会にとって納得のいく方法で―適正な手続き

医療事故がある頻度で発生することは避けられないとしても，発生後，適正な手続きによって処理するか否かは人為的な問題であり，また，何らかの不正を働くことは再発防止を困難にし，また，受診していた患者やその家族の信頼を裏切るという点で，大きな社会的非難を免れません．医療事故自体に，同情すべき事情や背景が多々あったとしても，その後に適正な手続きを行っていなければ，社会的な「反則負け」となってしまうわけです．

医師が届け出るべき医療事故を，届けようか，届けまいかと迷う気持ちは，人情としてわからないでもありません．こういった場合，どうしても，「届けずに済まして収まること」と，「届けて一連の調査が進められる煩わしい事態」を比較してしまうわけですが，「届けずに問題となって大きく非難される事態」と比較すれば，届けて，適正なルールのもとに調査が進められるほうが，はるかに好ましい選択であることに気づくことと思います．したがって，医師の倫理や社会正義という問題を抜きにしても，届け出るべき事案は届け出るほうが賢明なわけです．

また，今日，多くの病院で普及している電子カルテでは，痕跡を残さずに修正することは不可能ですし，従来の紙媒体の診療録においても，不正な修正や追記は，その不自然さや，看護記録や検査のオーダーなどとの整合性の検討から，カルテが開示され，分析されれば発覚してしまう可能性が高く，行うべきではありません．遺族側としては，医療そのものの問題点を指摘するよりも，改ざんなどの不正を指摘することのほうが容易であり，また，不正の発覚は医師にとって決定的に不利になりますので，さらに悪い結果となります．

また，ときに医療レベルが高くない病院では，まわりのスタッフのレベルも低いために，不適切な医療が院内でそれと認識されないまま行われている場合もありえますが，たいていの病院では，当事者である医師や看護師だけでなく，まわりのスタッフも過誤に気づいているのが普通です．責任や役割，待遇などいろいろな面で立場が異なる多くのスタッフが医療に関与している以上，完全に隠ぺいすることは不可能です．

「なかったことにしよう」というのは，医師の倫理という点だけでなく，実務的な戦略としても適当でないわけです．医療事故が起こったときには，少なくとも事後処理を適正に進めて，「適正な処理をする正当な医師・病院である」ことだけは，遺族に，そして社会にわかってもらうことが，何よりも大切になってきます．

3）届出すべきか判断に迷うとき

いかなる場合でも，患者が死亡しているのに届けないという判断をするためには，それなりの根拠が必要です．また，医療関連死であるとの主張が出てくる可能性が少しでもあれば，院内の医療安全対策室で検討して結論を出すなど，ある程度客観的な判断プロセスを経なくてはなりません．それでも，届出すべきか判断に迷うときは，届出すべき機関に相談しておくほうがよいでしょう．

これは，そのようにしていないと後になってもめたときに，隠ぺいの疑いがかかってくるからです．なおこの場合，担当者名を聞いておき，診療録には，相談した日時とともに記載しておくことも大切です．

私は少し前になりますが，ある病院関係者からその病院での事例について警察に届け出るべきかどうかを相談されたことがあります．話を聞いた範囲では，最終的には届け出ずに済むだろうと思いましたが，いったんは警察に相談することを勧めました．病院が警察に相談したところ，予想どおり，警察から，この事例は届け出る必要はないとの回答を得ました．後に，病院から連絡があり，はっきりとは言われませんでしたが，「何だ，結局，届け出る必要がなかったじゃないか．わざわざ相談しているのに，無駄足を踏んだ．法医の教授もあてにならん」と思っておられる感じが伝わってきました．

私が警察に相談するようにアドバイスしたのは，後ほど遺族が勘違いしてもめる可能性があると思ったからですが，病院のほうは，そこが理解できなかったようです．それから，1年以上経過して，その病院は，遺族から何か問題があったのではないかと主張され，隠ぺいした疑いがもたれました．しかし，警察に相談していたという事実が示され，遺族は納得しました．そして，病院も私のアドバイスの重要性を痛感し，私も，ようやく信用を取り戻すことができました．

臨床医の多くは，患者からインフォームド・コンセントをとる場合に，患者がある侵襲的な治療をおそらくは断るだろうと思っていても，それをいちおう紹介しておき，断られたとしても，それが患者側の判断によるものであるという点を押さえているのではないかと思います．これは，断られるだろうと思って，最初から言わないのとは大きな違いがあるわけです．こういったことはわかっていながら，死後の対応においては，警察に相談して不要と言われるのも，こちらで勝手に不要と判断するのも同じだと思ってしまうわけですが，これは，死後の対応を，自分たちの本来の仕事ではないと思っているからです．一般的に，人は自分たちの仕事においては，細やかな配慮をしていることでも，仕事以外のことにおいては，同じような構図であっても，どうしても雑な判断をしてしまう傾向にあります．

この事例とは別ですが，「問題になる前に相談しておき，届出不要であると言われる」のであったら，「問題になった後で相談しても，やはり届出不要であると言われる」はずなので，同じではないかという人がいました．しかし，ここで重要なことは，病院が最初に届け出る姿勢をみせ，紛争となる前に届出不要という「お墨付き」をもらったことなのです．というのは，実際，届出不要か否かについては，明確な基準を設定しにくく，「問題になる」，「問題になりそうな」，「問題にならないとはえいない」場合など，範囲を絞りにくい面があり，その判断は難しいからです．したがって，何か紛争が起こってから，「この場合，届出が必要であったかどうか」ときかれると，当時訊かれたら「不要である」と回答していたかもしれないような事案であったとしても，今となっては，現に紛争が起こっているのだから，届出不要とまでは言い切れなくなってくるわけです．このような構図は，医療事故の届出先が，たとえ警察ではなく，医療事故調査・支援センターとなっても，本質的には変わらないでしょう．

たとえば，学校で教師に，「ここでキャッチボールをしてもいいですか」と訊いて，「よい」との返事が得られ，校舎のそばでキャッチボールをしていたところ，運悪くガラスが割れてしまったとします．この場合，ガラスを割った責任は問われるでしょうが，そこでキャッチボールをしていたこと自体は非難されないでしょう．しかし，たぶん教師に「よい」と言ってもらえるだろうと思って，何も訊かずにキャッチボールをしていて，ガラスが割れ，「ここでキャッチボールをしてもよかったか」という議論になったときには，運が悪かったにしろ，現にガラスが割れる危険性が立証されてしまっているのですから，教師は，「キャッチボールをしてもよかった」とは，そう簡単に答えてくれないのではないかと思います．

4）誠実な対応

過失の程度が重く，医療事故として非難を免れないような場合でさえも，誠実に対応していれば，それなりに社会的に救済されてくる面があります．というか，過失によって人が死亡している以上，もう，そういったものを積み上げていくしか，信頼回復の道はないともいえます．一方，最も非難されるべきは，事故そのものよりもその後の不誠実な態度です．

医事紛争は，事故発生後の誠実な対応によってかなり減ることが知られています．また，過失がなにもないのに訴えられるという，医学的には到底理解できないような場合があることも事実ですが，そういった訴えが出てくる背景には，医師を非難する世論やマスコミの報道があります．誠実な対応は，個人的な感情を緩和するだけでなく，こういった社会的な批判や圧力を軽減することにもつながり，その結果，勢いにまかせた悪質で理不尽な糾弾は，しづらくなってくる面があります．

誠実な対応としては，事故発生後，応急処置が一段落つけば，早期に，何が起こったか，その影響でどのようなことが懸念されるか，どのような処置をして，今後どのような対応をしていくかなどを説明しなくてはなりません．また，不幸にも死亡した場合，事実をできるだけ適切な時期に遺族に説明し，必要に応じて謝罪をしなくてはなりません．時期を逸してしまうと，ときとして隠ぺいを試みたと思い込まれてしまう可能性があります．ただし，「医師の説明」（43 頁）で述べたように，事実がはっきりしない段階で，「失敗してしまった」と思い込み，「早く言っておかなければ」と，不確定な情報をもたらし，さらには謝罪をしてしまうと，あとで実はそうではなかったことが判明したとしても，修正が困難となってしまう場合があります．もちろん最終的には隠さずに説明するわけですが，ある時期において，どの程度まで説明するかは，誤解を避けるためにも慎重でなくてはなりません．そして，現在調査中であることについては，どれくらいの期間で結論が出る見通しなのかについても，遺族に説明する必要があります．

5）正確な記録の作成と保存
—間違ったものを一度提出するとあとでの修正は困難

どのような処置をしたかなどについては，正確な記録を行い，修正が必要であれば，早い時期に行っておく必要があります．後になって気づいて修正をしても，それは改ざんとみなされる可能性があります．また，修正がなぜ必要であったかについても，正当な理由で説明できるようにしておく必要があります．特に，のちに裁判などで争点となる事実に関して修正がある場合には，まずは不利に解釈されることになります．

膨大な診療録をすべて解析することは難しいので，たいていは，要約したもので審議され，要約に疑義があれば，膨大な記録に立ち返って解析するかたちになります．そのなかで，特に重要となってくるのが，どのような処置をしたか，何が起こったか，どのように対応したか，どのように説明したかなどを時系列でまとめた記録です．これを作成する時点で間違えてしまうと，後に間違った事実に基づいて審議される原因となったり，改ざんを疑われたりすることになりますので細心の注意が必要となります．

医療関係者のなかには，時系列は，おおまかな流れがわかっていればいいと思って，正確でない時刻（だいたい適当な時刻）を記入しておけばいいと思っている者がいますが，これは，後に紛争になった場合，大きな問題に発展する可能性があります．いったん紛争になると，たとえそれが事実であっても，自分に都合のよい方向に訂正することは非常に困難になります．交通事故の場合に，「歩行者が道路に飛び出してきたのは，あなたがどの地点に来たときですか」と聞かれ，「ここだと思う」と適当に答えておきながら，後に「そこであったならば，ただちに制動をかければ停止できたはずだ，前をみていなかったのだろう」と指摘され，「いや違う，本当は，もっと近づいてからだった」と供述を変えても，今さら信用してもらえないということは，想像にかたくないのではないかと思います．

同様に，いい加減な時系列を作成したために，「アラームが鳴ってから，対応するまでに，長い時間が経過していることからみても，杜撰な体制がうかがえる」と指摘されたため，「実は，正確にはそんなに時間は経っていない，この時間は正確なものではない」と回答しても，今度は，「このような杜撰な報告書を提出している点は，事実の解明や再発防止に取り組む姿勢がみられないと言わざるをえない」となってきます．特に，当たり前のように思っていても，時刻という点から，処置の前後関係が反転してしまうような報告書は，信用を失ってしまう原因となります．もし，時刻がはっきりしないならば，「～時ごろ」とか，「～の処置後」という表現をとるべきです．また，こういった場合を想定して，医療機器の時計の時刻を日頃から正確に調節しておく必要がありますが，それがずれている場合には，報告書を各段階で，（都合よくではなく）一定のルールに従って補正する必要があります．こういったことは，いったん時系列をつくってしまって提出した後に行うことは，たいへん困難になります．したがって，事故直後にメモを作成する段階では，どの時計の表示時刻かを記載して，作成を進める必要があります．

なお，治療もさることながら，死後の遺族への説明や対応についても，記録を残しておく必要があります．説明のところで述べたように，説明の医学的な内容だけでなく，表現が変わると二転三転した印象を与えてしまいますので，注意が必要です．

また，それとは別に弁護士との相談等についても記録しておく必要があるでしょう．なお，こういったことについては，病院側が記録をとっているので，主治医は必要ないと思ってはいけません．主治医は，自分用に記録を残しておく必要があります．なぜなら，後述しますが，ときとして，医事紛争において，主治医と病院との間で利害が対立してしまう可能性があるからです．

トラブルへの対応

1）しばらくしてからもめてくる

事故や問題が発生して，すぐにもめ始めることもありますが，法的な紛争は，通常，しばらく経ってから起こってきます．これには，いくつかの理由がありますが，まずは，問題発生直後には，当事者が問題点を十分に把握できていない場合があり，また，大切な家族を失ったばかりで，まだ，相手を責めるだけのエネルギーが備わっていないという面もあります．こういった理由で，遺族がおとなしく帰っていく姿をみて，これはもめないであろうと思っていると，しばらくしてから訴えられることがあります．

本当の意味での「遺族」，すなわち直接遺族として訴訟を起こすことのできる人の範囲は限られています（通常は相続人，ただし内縁については一部認められる）が，実質的には，親族全体が「遺族」として機能します（厚生労働省医政局長通知に示された医療事故の遺族については，58頁参照）．というのは，通夜や四十九日などの法要で集まった親族は，いろいろな考え方をする，いろいろな知識をもった，そしていろいろな思いのある人々の集合体であり，そこで話しているうちに，いろいろな意見が出てきて，結局は問題があるのではないかという方向に話が向いてゆくことがよくあります．そして，うちひしがれていた遺族も，いろいろな手続きが一段落して少し時間ができ，そのうち，さらに知人や友人からも，正しい方向であれ，間違った方向であれ，知恵と勇気を授けられ，エネルギーを回復し，争う気持ちになっていくわけです．あまり時間が経たないうちに，直接遺族が「問題があったのではないか」と言ってくる場合もありますが，弁護士などを通じて法的手段をとる場合には，十分な準備をしたうえで，数カ月からときには1年以上経ってから訴える場合も少なくありません．

基本的には，実際に問題があった場合や，急変して死亡するなどして問題があったと勘違いされかねないような場合，感情的な対立があった場合には，いったん収まったようにみえても，後日，紛争に発展する可能性があることを十分考慮しておく必要があります．

2）誰が対応するか

死亡直後は，まずは，基本的には主治医が説明することになります．この時期に病院の幹部が出てくれば，「大きな問題があった」という印象をもたれ，あとで払拭できなくなる可能性があります．

しかし，明らかな医療事故である場合には，その後，病院全体で対応していくことになります．この場合，弁護士とも十分打ち合わせをしてから，話を進める必要があります．細かい対応については過失の程度や遺族感情によっても異なりますし，私自身は，不適当と思われる対応をしてもめている事例を垣間見たことはありますが，当事者として対応してきた経験はありませんので，詳しいことは，成書に譲り，ここでは言及いたしません．

ただ，ひとつ言えることは，明らかな過失があった場合には，遺族ももちろんのこと，当事者である医師や看護師もまた憔悴しきっていることが多く，ときとして正常な判断ができなくなっている場合がありますので，当事者だけで対応するべきではありません．もはや，病院全体の問題としてとらえるべきであり，組織的な取り組みが必要となります．

後日，主治医や医療過誤を起した当事者に，直接アプローチがあったとしても，個人的には対応しないことが大切です．基本的には，病院の電話交換は，職員に直接つながないことになっているでしょうが，遺族にとって深刻な問題ですので，別名を名乗って来る場合や，直接来る場合もないではありません．こういった場合，損害賠償につき，保険会社を介さずに，勝手に交渉をしてしまうと，保険で賄うことができなくなる可能性があります．また，直接単独で会ってしまうと，後日，賠償する約束をした，しないという水かけ論に発展する場合もあります．さらに，いわゆる敷居が低くなり，何度も会う結果になります．ただし，これは，遺族を無視するという話ではなく，病院全体の問題として話を丁重に進めるということです．

ときとして，横柄な態度で遺族に詰め寄られると，相手を無視してしまう医師がいますが，現に家族が亡くなっているわけですから，無視するべきではありません．そういったことをすれば，遺族の悲痛な状況を無視することになり，尊厳を大きく傷つけてしまいます．ただし，無視したりはしないというのは，なんでも言うことを聞くということとは，まったく別のことであり，担当医が責任をもって，個人的対応ではなく，病院の組織的対応プロセスに戻すということです．したがって，病院の規則として，個人的に会うことができないこと，病院の担当者とともに会うことになっているということを丁寧な態度で説明し，担当者から連絡をさせてもらうことを告げます．

また，基本的には，窓口は一本にしておかないと，説明，対応の整合性が崩れ，トラブルをさらに大きくする原因にもなります．

3）どこで対応するか

裁判所に傍聴にいくとよくわかりますが，塵ひとつ落ちていません．また，役所の相談窓口なども，よく整理整頓されています．弁護士事務所も，私の知る範囲ではとてもきれいにしてあるように思います．犯罪学では，「割れ窓理論」といって，割れた窓を放置しておくと，犯罪を起こしやすい環境を作り出し，凶悪犯罪が増加するという理論がありますが，一般に，ごみが放置されていたり，掃除が行き届いていなかったりしている場所では，粗雑な行為が容認されやすい雰囲気になるため，トラブルが発生しやすい傾向にあります．整理整頓されていない場所では，文句を言ってもいいような気持ちにもなりますが，きれいな場所であれば，秩序を乱すようなことはしにくい面があります．

「休憩室の端で話をされて不愉快であった．何とも思ってないのではないか」という苦情を，警察を通して耳にしたことがありますので，そのようなことを避けるためにも，整然としてきれいな場所で対応する必要があります．そして，それは，事の重大性を認識し，患者や遺族を尊重していることの表れでもあります．

なお，万一の場合を想定して，机を挟んで話をすることがよいと思われますが，ラウンドテーブルのようなもののほうが，対立の構図を生まないという面ではよいかもしれません．

また，次の「迷惑行為」とも関係しますが，明らかに非合法的なアプローチをしてくるような相手であれば，入口に連絡係を配置することが望ましいと思われます．法医の場合は，もともと法医を攻撃するために遺族が来ることはまれですし，警察官が立ち会っていますので，そういう心配はいりませんが，こういったことは，遺族を敵視するということではなく，最悪の場合に備えていることによって，こちらの心にも余裕が出てきて，相手の気持ちに配慮できるようになってくるという点で重要です．

いずれにしても，こちらが丁寧に対応して，双方とも丁寧な行動が要求されている場であることを発信する必要があります.

しかし，何度も繰り返すようですが，丁寧に対応するということは，相手を遺族として尊重するということであって，相手の要求や態度をすべて認めるということではありません．また，整然とした場所ということで，院長室や豪華な応接室にすぐに案内するのはよくありません．「お前たちはそうやって儲けているんだろう」というような気持ちさえ芽生えるかもしれないということもありますが，なによりも，遺族をそのようなところに通したということは，よほど病院に問題があったのだろうと思われてしまう可能性があるからです．また，そこまでこぎつけたということで，かなりの補償をしてもらえるという気持ちにもなってしまうからです．ここでも，後に，期待と現実の間にずれが生じる結果となり，結局，大きな不満の原因となってしまうので，注意が必要です.

場所について，もう少し言うならば，場所は，いくつか用意をしておいて，病院のほうでどれかに決めるのが実はよいという面があります．遺族側から「あそこの部屋にしてくれ」などと言われるのは，あまりよい展開にはなりません．これでは，部屋の選択につき，配慮がないことを指摘されて，それを認めていることになってしまいます．また，こちらで決めることによって，ホームグラウンドで話ができるという余裕も出てきます.

4）迷惑行為

ときとして，院内で悪態をつくような遺族もいないではありませんが，こういった場合，感情的に怒りを抑えられずにそうなっている場合と，交渉を有利にするためにわざと悪態をついているような場合があります．そこをみきわめ，対応を考慮しなくてはなりませんが，いずれの場合も，客観的にみて家族が亡くなっているという気の毒な側面がありますので，すくなくともその部分だけは尊重する必要があります．また，病院側が事故発生後の対応の窓口を知らせていないために，遺族側が外来に行ったり，病棟に行ったり，医局を訪ねているような場合，迷惑行為として目に映る場合がありますが，これは病院側の対応のまずさからくるものです.

悪態の程度によっては，まずは，「大切な話ですので，（お話をする場所に）ご案内します」と言って，相手を尊重したかたちで場所を変えます．しかし，それでもやめないような場合には，他の患者の診療に支障が出るという理由で移動してもらうようお願いします．そして，暴力行為などがあった場合には，程度問題ではありますが，人的被害が出る可能性や院内の平穏が著しく乱されるようであれば，警察に連絡します．

ここで重要なことは，いかなる理由であっても，院内での暴力は許されないことになっており，通報することになっているということ，また，これはどの病院でも同じであるということを発信することです．ただし，こういったことを，当事者である医師に言われますと，「誰のせいでこうなっているのだ」ということになり，さらに険悪なムードになってしまいますので，これは，防災担当者から告げてもらいます．

たとえ，体格のよい医師で武道の心得があったとしても，決して相手を一喝して撃退するようなことはすべきではありません．家族を亡くして意を決して来た遺族であれば，死んだ家族のためにも，引き下がるわけにはいかなくなります．また，暴力を生業としているような相手であれば，「お勉強がお仕事」である医師に一喝されて引っ込んだとなれば，面子がつぶれて「仕事」ができなくなってしまいますので，相手も引き下がるわけにはいかなくなります．前者の場合は微妙な面がありますが，後者の場合には，防災担当者ではなく，警察を呼ぶことが重要です．なぜなら，「警察が来たので引き下がった」ということであれば，彼らの面子も立つし，そういった暴力を用いた方法が通じないことも彼らに伝わるからです．

なお，悪態をついていなくても，外来などに頻繁に来られることによって，困ってしまう場合がありますが，こういった場合でも，「業務妨害はやめていただけますか」といったような言葉は避け，「業務に支障が出ますので〜へお越しください」というような言い方をする配慮が必要です．この違いは，前者は相手の行動を非難しているわけですが，後者は他の患者を気遣っていることになります．「たしかに，気の毒な遺族の場合にはわかるが，誰が見ても因縁をつけているようにしか見えない相手の場合には，そんな配慮はいらないのではないか」と思われるかもしれませんが，そういう相手の場合には，なおさら注意が必要です．「お前がちゃんと対応しないから，何度も来てやっているのに，妨害とはなんだ」とさらに悪いに展開になってしまうわけです．わずかな言葉の違いのようですが，その背景には，微妙に相手を尊重しているかいないかということが隠れており，そういった場に慣れている者ほど，それを見逃さないわけです．

5）不当な要求

迷惑行為もさることながら，不当な要求を一度のむと，さらなる不当な要求につながっていきますので，「これで勘弁してやる」と言われても，正規のルート以外の交渉にのってはいけません．弁護士等を介さない約束は，後日，「非を認めた」証として利用される可能性がありますので注意が必要です．少額であっても，金銭が伴うような交渉は，必ず弁護士を介しておくことが重要です．

また，不当な要求を断る場合にも，いちおう，「内容のほうは伝えておきます」と述べ，病院で対応する旨を伝えて，弁護士に対応してもらうべきです．なぜなら，患者が亡くなっているのに，直接担当医が補償に応じないと言っている点だけが強調されると，事情を知らない人には，「誠意がない」という印象を与えかねないからです．

6）何に気をつけるか，気を配るか

誠実に対応することについて述べてきましたが，結局，一言で言うならば，遺族が納得のゆく方法とは客観的に見て，「何だ，その態度は」，「何だ，この場所は」，「何だ，その服は」といったような気持ちにさせない配慮をすることではないかと思います．このようなことについてのロールプレイを行って同僚と指摘し合うのも，勉強になるかもしれません．

しかし，こちらの行動は，自分が相手を思う気持ちに基づいたものでなくてはなりません．相手に気に入られようとする行動は，外観的には，よく似ていますが，これは，相手への思いやりではなく，自らの保身でしかありません．不当な要求をしてくるような相手であれば，そこを見透かされ，相手の出方に振り回され，結局は相手の要求に応じられなくなってしまいます．

第5章

謝罪のありかた

医事紛争で我慢できないことのうち，精神的な面と深く関係してくることに，医師の謝罪があります．

謝罪に関しての参考文献としては，ハーバード大学病院で用いられている，"When Things Go Wrong Responding To Adverse Event A Consensus Statement of the Harvard Hospitals" があります．東京大学 医療政策人材養成講座有志「真実説明・謝罪普及プロジェクト」メンバーによって，『(ハーバード大学病院使用）医療事故：真実説明・謝罪マニュアル「本当のことを話して，謝りましょう」』というタイトルで日本語にも翻訳されていますが，一般的には「ハーバード大学の謝罪マニュアル」と呼ばれています．

恥ずかしながら，私が，この「マニュアル」を読んだのは，つい最近のことですが，それは，私の持論として，「謝罪は何よりも気持ちが大切である」と，型どおりの謝罪を，いつも否定してきたからです．しかし，読んでみると，これは，いわゆる型どおりの謝罪のためのマニュアルではなく，医師としてとるべき行動や倫理を示しているたいへん有意義な文献で，いわゆる「こうすれば謝罪がうまくいく」といったような機械的なマニュアルではありません．実際，原文では「マニュアル」という表現はどこにもみられません．おそらくは，翻訳された先生方は，真実説明と謝罪をする文化を普及させようという観点から，このように訳されたのではないかと私は理解しています．

本章では，この文献を要約して紹介するのではなく，私がこれまで交通事故や労働災害，医療事故において，謝罪という点につき垣間見てきて，感じてきたことを伝えたいと思います．私は「謝罪」の専門家でもありませんし，私としては，専門用語を身につけることよりも，まず，実際のイメージをいだけるようになることが重要であると思っていますので，私が法医としての自分の経験をもとに，講義や講演等で用いてきた，たとえ話を中心に紹介したいと思います.

謝罪の意義

交通事故の事例をみていると，加害者に重大な過失がある交通事故もさることながら，むしろ，加害者にほとんど過失がないような事故の場合に，遺族と加害者の間でもめていることが意外に多いことに気づきます．一方，ひき逃げや飲酒運転などのような悪質な違反がある場合は別ですが，加害者に重大な過失といいますか，大きな責任があるような事故であっても，加害者から十分な謝罪があった場合には，意外にも，過失の大きさに比して大きくはもめずに収まっていることも少なくありません．

遺族としては，どのような事故であれ，「家族が亡くなっている」という事実がある以上，「深い悲しみや怒り」があります．そういった場合に，加害者が謝らないということは，遺族をさらに傷つけてしまうわけです．加害者が，自分に大きな過失がないと考えているような事故では，謝罪をしない場合や，ややもすると迷惑を被ったような感じさえかもし出す場合があります．しかし，これは，遺族の気持ちとしては到底受け入れられるものではありません．ましてや，死亡したということ以外何もわかっていない段階や，あるいは，信号が青だったと加害者が主張しているだけで事実が判然としないような場合には，十分な謝罪がないことを許すわけにはいかないでしょう．

医療事故と交通事故では，専門性や特殊性などの観点から異なる面も多々ありますが，死亡しているのに謝罪がないという状況は，責任の程度や有無にかかわらず，遺族を傷つけ，もめる原因となります．特に，事故の内容がまだわからない段階や，解明されていたとしても遺族に理解できないような場合には，その傾向が強くなります．

このように謝罪には，遺族感情を保護し，緩和する働きがあるように思います．

1）共感表明謝罪と責任承認謝罪

謝罪することは，遺族の気持ちを和らげますが，一方，謝罪したということは非を認めたことにつながるのではないかという心配もあり，謝罪をはばかる面があります．ここでは，2つのタイプの謝罪について述べます．

⑴ 共感表明謝罪

欧米の調査では，亡くなったことに対して共感を示す謝罪（共感表明謝罪）は，訴訟を減らす方向に働くことがわかっており，ハーバード謝罪マニュアルでも，その重要性が強調されています．「懸命に治療しましたが，救命することができず，申し訳ありませんでした」というような謝罪がこれにあたります．このような謝罪を促すために，米国では多くの州でSorry Lawという法律が制定され，このような謝罪は，（扱いは州ごとに微妙に違うようですが）謝罪があったからといって，それをもって過失責任を認める証拠とはしないことが定められています．

⑵ 責任承認謝罪

一方，過失責任を認める謝罪（責任承認謝罪）は，「薬剤を間違えて投与してしまったために，血圧が急激に低下して，このような結果となり，申し訳ございません」といったような謝罪がこれに当たります．もちろん，本当に医療過誤である場合には，このような責任承認謝罪も，できるだけ早い段階で行うべきですが，医療過誤ともいいきれないような段階でこういった謝罪を行うことは，慎重でなければなりません．

⑶ 謝罪に用いる表現と受け止められ方

以上の2つの謝罪は，概念的には明確に区別することができますが，その表現によっては，別のかたちで受け止められてしまう場合があります．

私が以前，担当した事案では，自分の腕に自信をもったプライドの高い外科医が，「今回，（このようなケースで）助けられなかったのは，私の判断ミスです」と，「潔く」遺族に説明しましたところ，遺族は，「ミスならば，許すわけにはいかない」と言い出し，もめ始めました．解剖の結果，私自身も，大きな問題があったとは考えておりませんでしたし，専門の外科医にも意見を聞きましたが，やはり私と同意見でした．

彼としては，野球にたとえれば，4番打者が，9回2アウト満塁で打席に立ち，ホームランが打てなかったときに，「今日の試合で負けたのは俺のせいだ」と言うのと同じようなつもりだったのではないかと思います．たしかに，4番打者のプライドにかけて，チームのミーティングで「精一杯打ちましたが，凡打に終わり，申し訳ありませんでした」と言うわけにはいかないかもしれませんが，本当はそういうことだったのでしょう．この外科医は，「私も精一杯やりましたが，助けることができず，申し訳ありませんでした」と言えばよかったのです．これならば，共感表明謝罪と受け止められるでしょう．

確かに，彼の言い方は，医局のカンファレンスであれば，それでいいのですが，「私の判断ミス」といった表現を，文字どおりの結論としてしか判断できない遺族に対して，そのような表現をとったために，「私も成功させることができずに，たいへん残念に思っている」という共感表明謝罪のつもりで言った言葉が，責任承認謝罪として受け止められたわけです．そして，昔であれば，彼のような謝罪の仕方は，立派な医者の，スポーツマンらしい不動の4番打者のような，潔く謙虚な態度と受け止められたかもしれませんが，今日では，そういうふうにもいかなかったのです．

(4) 共感表明謝罪は重要であり常に必要である

私としては，明らかな過誤があった場合でも，責任承認謝罪をするだけでなく，精一杯やったがリカバーできなかったという意味において，共感的な要素も付け加えるべきではないかと思っています．それによって，責任を曖昧にするのはよくありませんが，一生懸命取り組んできた姿勢や，残念だと思っている気持ちを伝えることができるのではないかと思っています．

本来，責任承認謝罪は誠実で公正な態度の結果出てくるものであり，共感表明謝罪は遺族の心情を察する配慮から出てくるものではないかと思っています．

2) 謝罪に関するそのほかの重要な点

(1) 共感表明謝罪について理解を深める

「『謝罪，謝罪』といわれても，自分の命を削ってまで治療にあたってきたのに，患者が死亡するたびに，謝罪させられていたのでは，身も心ももたない．する必要のない謝罪は絶対にしない」と言い張る医師も，まれながらいますが，これは，やはり「謝罪」という言葉には，「罪を謝る」というイメージがあり，もっぱら，「責任承認謝罪」をイメージしているからではないかと思います．といいますのは，実際，そのように言っている医師もまた，自分の患者が亡くなったときには，「たいへん残念です」といちおうの共感表明謝罪はしているわけで，言葉の定義の理解の問題のような気がします．

共感表明謝罪は，regret，つまり「遺憾」であり，責任承認謝罪は，apology つまり，いつもさせられるのでは困る，いわゆる「謝罪」です．このようなことを講義や講演で理解してもらうために，私は，これまで次のような例を用いてきました．実のところ，私は，こういった言葉を勉強して，喩え話を思いついたのではなく，その昔，医療過誤も何もなかったのに，医師を絶対に許さないと言っている遺族を見て，その気持ちがわからないでもない面があり，それを医学生や医師にわかってもらいたいと思って考えついたものです．

医師の中には，自分と遺族の立場を入れ替えることなく，とかく自分たちの経験や習慣のみから，どうあるべきかを判断して結論を出し，「この遺族はけしからん．謝るのはそちらのほうだ」と言ったりする者も出てきます．そこで，私は，医療から少し離れた話のほうが，概念自体をつかむのにはいいと思い，医療以外の例を用いて説明することにしています．

ある踏切で少年が列車に轢かれて死亡したとします．母親が，列車の運転士に直接会って話を聞きたいと言ってきたとします．その場合，「踏切では電車は止まれません．踏切事故の責任はこちらには一切ありません．落ち度があるのはお子さんのほうで，こちらとしては防げない事故です」と言われれば，その母親が，「あの運転士を辞めさせてください」と言い出しかねない気持ちもわからないではありません．一方，「お子さんを発見して，すぐにブレーキをかけたのですが，間に合いませんでした」と説明され，別の職員が，「運転士さんもできるだけのことはしたようですが，あの距離では無理だったでしょう」と説明されれば，母親も納得するのではないかと思います．

この話を聞いて，学生や講演の参加者は，たとえ自分に責任はなくても，遺憾の意を表すことの重要性を理解してくれます．また，自分が正しくても，文句を言ってきた遺族を逆に叱ったり，謝らせたりする必要のないこともよくわかったと言ってくれます．しかし，実は，医事紛争と1つだけ大きな違いがあります．それは，ほとんどの踏切事故では社会通念上，運転士が悪くないという点がほぼ保証されており，その点について母親とも最初から共有できているので，運転士は安心して素直に共感する気持ちを説明できるということです．

しかし，医療事故が疑われている医師の場合には，専門家の目からすれば責任がない場合でさえも，そこの点が，遺族との間だけでなく，社会との間においても危ういわけです．それゆえ，どうしても自分たちの正当性を真っ先に力説してしまいがちになるわけです．しかし，それは，遺族の心情を察すれば，遺憾の意を表してからでもいいような気がいたします．

(2) 力説される正当性の(逆)効果

これを説明するにも，また医療以外の例を用いることにしています．正当性は，どこかで表明する必要はありますが，真っ先に力説するのがよいわけではありません．

冬のある日，デートの待ち合わせをしていて，男性のほうが待ち合わせに2時間遅れたとします．待ち合わせ場所につくなり，「家を早く出たんだけど，電車が遅れて…，そのうえ振替輸送のバスの手配が悪くて…遅れたんだよ」と言ったとします．この場合，ずっと寒い中を待っていた女性は，どう思うでしょうか．「要するに，あなたは悪くないということね．わかりました」となって，怒ってしまうのではないかと思います．一方，まず，「遅れてごめんね．寒かったでしょう」と言えばどうでしょう．「電車が遅れてたいへんだったみたいね．今日はありがとう」となるのではないでしょうか．あるいは，そうはいかなかったとしても，「どうしたの，こんなに遅れて？」と聞かれてから，実は，「電車が…」と事情をわかってもらう感じで説明すれば，円満になるのではないかと思います．

真っ先に自分の正当性を力説することは，自分の立場を最優先にして，たいへんな思いをした相手への共感的姿勢を欠いていることを強く表明していることになるからです．したがって，相手側の感情を損ねてしまうのです．

遺族がいちばん認めてほしいのは,「大切な家族を失って悲しい」ということであるのに「あんなことで文句言ってくるなんて,いったい何を考えているのか…」という気持ちで遺族のもとに出ていき,「～という理由で亡くなられました.われわれの治療に問題はありませんでしたが…」といきなり力説して迎え撃つことが,遺族感情をいかに悪くするかということを実感していただけたのではないかと思います.

その前にまず,遺憾の意を表してからスタートして,相手側からの質問に答えるという形式で説明してゆくべきではないかと思います.そうすれば,言い訳がましくなくなるという面でも,よい展開になることでしょう.

(3) 妥当な謝罪

医師の多くは,日常業務の中で責められることが少ないため,急に責められると弱い面があります.また,謝るという状況も少ないため,謝り慣れていません.そのせいか,いざ謝るとなると,極端な態度をとってしまう場合がみられます.

以前,ある警察官が「特に（法律的な面では）問題はないとわれわれも考えているのですが,先生のほうが,『全部私が悪い』と言っておられるので,いちおう捜査を進めざるをえないのです.何だか精神的にまいっておられるようで」と言っていたのを思い出します.小売業や接客業などのサービス業に従事している人は,10度,20度,30度,ときには90度と頭を下げ,状況に応じて,いろいろな謝罪ができますが,医師は,一般的に謝罪する能力が低いように思います.

誠実な謝罪とは,何もかも全面的に悪いと謝ることではなく,「謝罪すべき内容について,心を込めて適切な謝罪をする」ことです.「何もかも全面的に自分が悪いというような謝罪」は,立派な謝罪のようにもみえますが,たとえて言うならば,自分の子どもが店の棚にある商品をいくつか壊してしまったようなときに,財布の中にある札束を全部わたして,これでどうにかしてくれと言っているようなもので,問題を1つひとつ丁寧に解決しようという気持ちを欠いているともいえます.あるいは,「単純な心の込もらない謝罪を意地になって何度も繰り返すような謝罪」は,お札を1枚ずつ渡して,「もう,そろそろいいでしょう,まだですか」と言っているようなもので，やがて恩きせがましい感じにさえなってきます．このような自虐的ともいえる，質的，量的に度を過ぎた謝罪は，精神的に異常をきたしていると判断されれば別ですが，通常，無責任な印象を与え，かえって遺族感情を乱してしまいます．

また，このような極端な謝罪もさることながら，一般的に，謝罪すべき範囲を超えた謝罪は，悪い展開を招きます．交通事故の場合でもそうですが，通常，事故そのものを見ていない遺族には，実際どの程度加害者が悪いかを，明確にはイメージできません．そういったときに，あまりにも強く謝罪をすれば，かなり悪いことをしたのだろうと判断されることになる場合があります．

駅のホームで，女性と肩が触れたとします．そこで，何度もペコペコと謝っていれば，それまでのいきさつを見ていなかった人は，おそらく痴漢でもしたのではないかと思うのではないでしょうか．また，女性もそういう気になってくるかもしれません．医療過誤が疑われているときも同様で，現実的な問題が，はっきりと見えない，あるいは理解されることが難しい場合に，過度に謝罪すれば，かなり悪いことをしたのだろうという誤解を招いてしまうことがあります．過剰に謝罪したからといって，それだけ，その分効果があるというわけではないということです．

(4) 謝罪能力—うまい謝罪と本当の謝罪

医師は，コミュニケーション能力に関しては，診療中に自ずとトレーニングを積んできていますが，謝罪する能力については，ほとんどトレーニングを受けていませんので，その能力はあまり高いとはいえません．診療のなかで，そのような機会がないわけですから，突然それが必要となったときのために，ある程度のトレーニングが必要かもしれませんが，これについては，専門家に委ねたいと思います．

私は，以前，講演後，「共感しているように見えるようにするには，どうすればよいか」という質問を受けたことがあります．「それは本当に共感することだ」と答えましたが，そういった質問が出てくること自体が共感せずに対応しようとしている証拠です．たしかに，あることをすれば共感しているように見えるとか，こういうことをすれば共感していないように見えて誤解を受けるということはあるでしょう．しかし，遺族はそんなに認識力が低いわけではありません．亡くなった家族のことをずっと考えて，そして医師の発言や行動をよく観察しています．（謝罪ということではありませんが，）遺族と話す機会が，これまで何度もありましたが，遺族は想像よりはるかに敏感です．謝罪が終わって，扉をバタンと閉めて出て行ったり，そこまでいかなくても「ああ，やっと終わった」というような表情が出てしまったならば，遺族はそれを見逃さないでしょう．「これであの遺族は少しでも心が和いだであろうか」という気持ちが本当にあれば，自ずと，そうはならないのではないかと思います．

これは，そのような点が出てしまわないように気をつけるべきだというような話ではなく，本当に心のなかに，いたわりの気持ちがなければ，謝罪はうまくいかないということです．それは，遺族は，うまい謝罪ではなく本当の謝罪を求めているからです．たしかに，慣れていなければ，練習をする必要もあるかもしれませんが，これはうまくやるためにするのではなく，遺族への配慮がたりない面がないかどうかをチェックするという観点からするべきではないかと思います．その意味では，当事者による謝罪というものは，たいへん重要です．当事者の精神状態にもよりますが，遺族への配慮という点では，不可欠です．

一方，上司の謝罪も社会的には重要ですが，こちらは構造という点から便宜的な謝罪になりがちですので，事態を把握して，遺族への配慮を行い，心から謝罪する気持ちの準備が整ったうえでする必要があります．

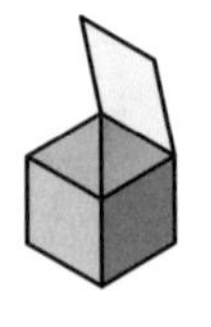

第6章

紛争時の注意点

人が死亡しているという大きなことが起こっている以上，どんなときにも紛争となる可能性があります．ここでは，そもそも紛争とはどのようなものかを，考えてみたいと思います．

紛争になりやすいとき

紛争になる可能性を医師が認識できているかは，それを回避する上でたいへん重要です．また，もし紛争になった場合にも，どうしてそうなったのかを理解して事態が飲み込めていれば，適切な対応がしやすくなります．

1）紛争が起こりやすい基本的条件

紛争は，「遺族が我慢できないこと（1章14頁）」で述べましたように，遺族が医療側に対して我慢できないことがある場合に起こります．

大きな過失で医療事故が起こったときのように，誰がみても我慢できないような場合もありますが，当事者間の細かい事情を知らないと，なぜ我慢できないかが理解できないような場合もあります．また，紛争を起こそうとする本人にしかわからない場合，つまり，「遺族にとって我慢できないことがある」場合にも起こります．我慢できるかどうかは，主観的な要素が強いので，実際に紛争が起こるか否かは，当事者間の関係，遺族側の性格や特殊事情などによって決まる面があります．

2）許す・許さないはどう決まるか

居酒屋でトイレに行く途中に，酔っ払い同士で肩がぶつかったような場合を考えてみましょう．一方が転倒して頭を打ったとします．これが友人同士であれば，たんこぶができたとしても，「大丈夫，大丈夫…」と言って，笑って終わることもあるでしょうが，他人同士であれば喧嘩になるかもしれません．しかし，「どうしてくれるんだ」と言って，いきなり怒鳴り散らすような男性でも，相手がきれいな女性だと，額から血を流しながらも，「いいです，いいです」といって許すかもしれません．では，そういうきれいな女性の場合には，いつもトラブルにはならないかというと，相手がもっと質の悪い人間であれば，何もけがをしていなくても，なんだかんだと言って，しつこくつきまとってくるかもしれません．また，どんなにきれいな女性であってもかえってそのような女性はきらいだという男性もいるかもしれません．トラブルになるか否かは，事の重大さ，状況や経緯だけでなく，当事者の人間関係や当事者の性格や行動様式などの個人的特性にも大きく左右される面があります．

このように，いろいろな要素が複雑に絡み合うわけですが，極端な場合には，どれかひとつでも特に大きなものがあれば，紛争に発展してしまう場合があります．つまり，こちらは何も悪くなかったとしても，相手が大きなけがをした場合や質の悪い人間である場合には，強く文句を言ってくる可能性がかなりあるということです．

3）医事紛争になる可能性

「遺族が我慢できないこと」では，遺族が我慢できないこととして，「家族の死」，「医療の内容」，「医師の態度」に分けて述べました．また，精神面と非精神面という点から我慢できないことについても述べましたが，これらは遺族の心情を中心とした紛争予防のための話です．

ここでは，もう少し俯瞰的な視点から，医事紛争が起こった場合に，それを理解することができるように，医事紛争が起こる可能性について考えてみたいと思います．さきほどの居酒屋のトラブルの例を参考にしてみますと，医事紛争は，患者の死亡など重大なことが起こった場合に，①経緯が普通ではない，②医療側と患者/遺族側の関係が普通ではない，③患者/遺族が普通ではない（性格，行動様式，事情など）場合に紛争が起こる可能性があるということです（もちろん医師が普通ではない場合もありますが，ここでは患者/遺族側から起こしてくる紛争についての話をしておりますので，それは②に含め，省略いたします．

(1) 経緯が普通ではない

いわゆる医療事故のような場合が考えられますが，それ以外にも，経緯が普通ではないと遺族が思ってしまう可能性がある場合が含まれます．つまり遺族の期待や予想に反している場合ですが，一般に，急な転帰で死亡した場合には，予想が現実についていかないというか，現実が予想を大きくつき離して先に進んでしまっているため，十分な事前説明をしていたとしても，少なからずこれにあてはまる可能性があります．そして，もっというならば，家族が「死亡するという」普通ではない事実は，ほとんど遺族が経験したことがない事実である以上，医学的にみた「経緯」自体は普通であったとしても，遺族には，「経緯が普通ではない」と把握されてしまう可能性があります．

(2) 医療側と患者(遺族)側の関係が普通ではない

医療側と患者側の関係については，もともと悪かった場合もさることながら，事故が発生した後の対応が悪いことから，関係が悪化することもあります．また，生前，医師のほうではうまくいっていると思っていても，実は患者側が我慢していただけであって，本当はよい関係ではなかったという場合もあります．

(3) 患者側が普通ではない

普通でないというと，素行不良の者をイメージするかもしれませんが，素行不良ということではなく，異様にまじめな者，几帳面な者，理屈っぽい者，さらには，富裕層，知的レベルの高い人でさえもまた，普通ではない場合があります．医師の多くは，自分たち医師を最もまともな人間と思ってしまうきらいがありますが，医師が遺族側となった場合，患者側として普通ではないという点では医師もまた，これにあてはまります．「遺族として最も厄介な者は医者である」と言う医師も多いことからも，このことがうかがわれます．普通ではない者は，普通ではない反応に出る可能性があるということです．このほか，借金などがあり経済的に悪い（困窮している）状態の者，理解力の悪い（不足している）者などや，他に大きなトラブルを抱えているような者も，またそうです．

学校の教師が，どのように頑張っても対応しきれない生徒や保護者がいるように，始めからもめそうな患者や家族がいるのは事実です．そういった場合，少しもめていたとしても，「よくその程度で食い止めた」という評価を周りがすることも，当事者を社会的，心理的にサポートするという意味において，組織的な対応の一環として重要な面があります．

なお，こういった患者や遺族の場合，よりいっそうの注意が必要ですが，白い眼でみることによって遺族の悪い面を引き出してしまわないように注意することも忘れてはなりません．

4）このままにはしておけない

医師が理不尽に思う紛争であっても，法医学者としては，予想どおりの展開である場合がよくあります．そういったことを理解するうえで，「何を求めて」紛争になるかということについて考えてみたいと思います．

それは，まずは，遺族側が自分の気持ちを認めさせたいということです．そして，もう1つは，たとえば「謝罪」のような精神的なものなり，「補償金（賠償金）」のような非精神的なものなり，何らかのものを勝ち取るということになります．相手に文句をつける基本型としては，意味が不明瞭ながら強要するような威嚇的表現の言動をとることです．

理由が正しいかは別として，患者や遺族側に，「被害にあった」，「軽く扱われた」，あるいは「穴埋めがないと困る」という気持ちがある場合には紛争が起こるということです．

ひとことでいうなら，「自分の生活なり，プライドなり，何か大事なものが脅かされている状態」といえるかもしれません．

医療過誤はなかったとしても，患者が死亡したときに，医師が当たり前のような態度で，何もかも事務的に処理しようとしていれば，少なからず遺族の尊厳が，脅かされているわけです．そういったときに，それに対して，家族の大黒柱が何も文句を言わないとなると，家族によっては，一家の中での信頼が脅かされてくるかもしれません．

医療関係の仕事についており，一族の中で，病気のことであれば，なんでも相談にのることになっている人のような場合，遺族が納得していないとすれば，病院に強く文句を言わないと親族の間での面子がつぶれてしまう場合があります．また，法律関係の者であれば，示談交渉や訴訟という点で力を発揮しなければ，親戚の間での信頼が脅かされるかもしれません．そのような場合には，こちらとしては，医療事故ではないと思っていても，紛争になったり，そこまではいかなくても，いったんは厳しい質問がつきつけられたりする場合があります．そして，もちろん，親戚や友人の間で交渉がうまいと自負している者や，あるいはクレーマーのような者もまた，出て行かずにはいられないでしょう．

このような場合，遺族側からの文句は，正当なものばかりではなく，正当な理由を大きく欠いていたり，屁理屈でさえあることもありますが，文句が出てきた構造を理解して，その対応をすることが大切です．

ここで，最も重要なことは，相手側の面子を潰さないことです．しかし，血気盛んな若い医師の多くは，患者のために一生懸命やってきたのに，その遺族に「医療に問題があったのではないか」と言われた時点で，医師としての面子を潰されたと思ってしまう傾向があります．そして，相手側の面子をどうにかして潰してやりかえそうとしますが，これは，最もよくない対応です．「あなたは，医師なのに，こんなこともわからないのですか」とか，「病院に勤めているといっても，医学的な知識はあまりないようですね」とか，「法律はプロでも，医学は素人でしょう」というような感じを出せば，相手側に火をつけてしまいます．

そもそも，相手側は，なかば面子を守るために文句を言ってきているわけですから，それが潰されそうになれば，全面攻撃をしかけるしかなくなってしまうからです．むしろ，「医療関係者ということで，一部，説明を省かせていただきますが…」というように，まずは，相手の面子を立てることから始めるべきです．

「ばかばかしい」，そんな理の通らない文句を言ってくる人には，怒鳴りつけるべきだという医師もいますが，「医療過誤ではないか」と言われただけで，一般の人に対して，むきになってかみつく若い医師がいることからも明らかなように，紛争の当事者が相手側の面子を意図的に潰すというのは，全面的な対立を誘ういちばんよくない対応です．

なお，「若い医師」のすべてが，むきになってしまうわけではありませんが，真の意味でのベテラン医師として，しっかりしたプライドがあれば，患者や遺族にとやかく言われたからといって，面子がつぶれると感じることはないので，うまく対応できるという面もあります．

相手側の大事なものが脅かされたときに紛争が起こると申しましたが，もともと自分の大切なものが脅かされている人物が相手の場合にも，紛争になりやすいといえます．これまで不幸にして何らかの被害にあった経験を有する者の場合や，被害にあっていなくても，被害者意識の強い者である場合には，医療側から何の侵害がなくとも，紛争になりやすい傾向にあるということです．

一方，「穴埋め」の要求ということになりますと，実際に医療過誤があって補償されるべき遺族は別問題として，一般的には，経済的に困っている人，これから困る人は，（究極的には金銭に関係して）文句を言ってくる可能性が高いということになりますが，それだけでなく，お金持ちであっても金銭に対する執着の強い人の場合にも，その可能性は高くなります．こういう場合，すべてが紛争になるというわけではありませんが，リスクファクターではあるように思います．医療側の責任によって患者や遺族側の大事なものが脅かされてしまったわけではないのですが，患者が亡くなる以前から，大事なものが脅かされている状態なので，一気に紛争に傾くリスクが高いということです．ただし，これはリスクの問題であって，経済的に困っている人が，いつも金銭を要求してくるというわけではありません．経済的に困窮している人の場合のほうが，そうでない場合と比較して，金銭を要求してきやすいというだけの話です．実際には，経済的に豊かでなくても，心が豊かであったあり，家族や友人のサポート等が豊かな場合など，複雑な因子が絡んできます．

なお，医療側に不満がある場合に，金銭的要求というということではなく，経営を成り立たなくさせるなどの目的で訴えてくる場合もないわけではありませんが，これは本質的には精神的な要求と言えるかもしれません．

5)「このままではやっていけない」

このように，紛争を起こすのは，自分の何かが脅かされている場合に多いということになります．ということは，どんな理由にしろ，患者や遺族側の何かが脅かされる状態になると，医療側には何ら過失がない場合でも，構造的に，紛争が起こってくるということが，まれながらあるわけです．

たとえば，次のような場合を考えてみたいと思います．ある小児科に，熱を出した子どもを母親が連れてきました．「小児科医はすぐに入院したほうがいい」と言ったのですが，その母親は，「この子はよく熱を出しますし，入院はいらないと思います．私の母は看護師でしたので，私もある程度，医学のことはわかっています」と反論します．小児科医は，「絶対に入院させないとだめです」といって，待合室で待つように指示し，入院の手配を進めます．しかし，その母親は勝手に帰ってしまいます．医師は，母親に連絡をとろうとしましたが，結局，連絡がとれず，後日，子どもが死亡したことを知りました．

こういった場合，悪いのは母親だということで，医師が母親に文句を言われるのはおかしいと誰しもが思うのではないかと思います．しかし，法医学者であれば，こういった事案では，裁判で負けるかは別として，いったんはもめる可能性が意外に高いと考えるわけです．このような意見を述べると，法医学者はこれだから困るという怒りの声も聞こえてきそうですが，今，私がここで論じているのは，この母親が文句を言ってくることの正当性ではなく，母親が文句をいってきてもめる可能性のことです．

たしかに，臨床医の立場からすれば，亡くなった子どもは気の毒であるとしても，これは，「母親が悪い」のではないかということになると思います．そして，客観的にみても，「母親が医師の指示を無視して勝手な判断をしたために子どもが死亡した」のではないかと思います．しかし，もう少し俯瞰的にみてみると，どう考えても「母親が悪い」という点にこそ，問題が潜んでいるわけです．

この場合，文句を言ってくるか否かは母親次第ですので，その可能性を論ずる際には，この母親に対する客観的評価ではなく，この母親の主観的な立場を考える必要があります．母親が，まず考えることは，「自分が愚かだったので，自分の子どもを殺してしまった」ということです．しかし，この事実を背負って生きていくことは容易ではありません．その結果，「医師がもう少し詳しく説明していれば，こんなことにはならなかった」という，自分なりの結論をもち始めるわけです．そして，医師に文句を言いに行くことになります．弁護士が取り合うかは別として，いったんは，もめるわけです．医師として，この立場を認める必要はありませんが，そのような展開になりうることは十分理解しておく必要があります．

なお，この例では，誰がみても，医師はどうしようもできなかったように思えますが，このような場合でさえも（最終的に認められるかは別として），「適切な説明がなされていれば，勝手に帰ったりはしなかった」と母親が主張する余地はあります．特に，医師の目の前で勝手に帰ったような場合には，「引き止めるなどの措置をとらなかった」と主張される可能性もないわけではありません．こういった状況で，高額の損害賠償を要求してくる場合もないとはいえませんが，この母親がいちばん求めていることは，「自分が子どもを殺してしまった」という事実を，どうすれば自分が背負って生きていかずにすむかということです．その意味では，この母親が最終的には裁判で全面的に負けたとしても，それなりに意義があります．つまり，母親は自分の主張が，裁判ではたまたま理解してもらえなかったので負けたが，悪いのは医師だという，心の中での主張を礎にどうにか生きていくことができるからです．

しかし，医師としては，たとえ一時的とはいえ，「悪い母親」の身代わりとして「子どもを死なせた悪い医師」にされてしまうのは非常に迷惑な話です．こういった場合，医師としては，「すぐに入院の手配を行っており，待つように指示したので，当然ながら待っていてくれるものと信じていた」と説明することが大切です．この母親，すなわち患者の家族を「信じていた」ことが，母親に，あるいは社会に非難されることはまずないでしょう．一方，「この母親は，以前から反発的であった」と思っていて，信じていなかった場合には，どうなるでしょうか．その場合には，裁判でどうなるかは別としても，「勝手に帰宅することが容易に想像できた」のに看過したという医師の態度が，この罪のない子を死なせてしまった一因であると社会的に批判される余地が出てきてしまいます．

ただ，このような母親をモンスターペイシェントと呼んで，徹底攻撃しようとする医師もいますが，それは避けなければいけません．怒りにまかせて，「あんたが悪いんだ．子どもに謝れ」などと怒鳴りつけたりするのもよくありません．母親は，自分でもそう思っているけれども，それをどうにか否定したいからこそ，文句を言ってきているのですから，そうなると最高裁まで戦うか，最悪の場合，母親を診察室に乱入させてしまうというところまで追い詰めてしまいかねません．母親に厳しく対応することは，一見，強い正義感の表れのようにもみえますが，どういういきさつであれ，患者を気遣うのが医師であり，子どもを失った母親に対して行うべき行動ではないという点からも妥当ではないように思います．「きれいごとだ，甘い」という声も聞こえてきますが，少なくともそのような社会的判断が下されるのは間違いありません．

たとえ，裁判の過程で，「本児が死亡した原因は，もっぱら，母親が医師の指示に従わず，入院させなかったことによるものである」という主張をせざるをえなくなったとしても，それは，弁護士に主張してもらうのがよいのではないかと思います．少なくとも医師本人の口から，直接言うことはよい展開にはならないでしょう．弁護士の主張は法律的な意見にすぎませんが，当事者である医師が言えば，法的な観点以外から，この母親を「母として」非難することになります．医師としては医学的なことを述べればいいわけです．「自分は入院の手配をすぐに行っており，入院していれば助かったと思う」とだけ述べればすむわけで，医師自身が，母親を非難する必要は何もないわけです．応戦して母親をことさら非難することが，新たな紛争を巻き起こしかねません．

なお，こういった問題は，紛争になるまでは，どうしようもないのではないかという医師もいるかと思いますが，それなりに対応することもできないではありません．緊急性にもよりますが，死亡する蓋然性が高ければ，警察に連絡して探してもらうという相談をするという方法もあります．そこまでする必要があるのかという意見もあるでしょうが，必要性の問題ではなく，医師としての活動を全うするためです．そして，実際，これは，予想される紛争を回避するという点でも重要です．その結果，警察が，そんなことはできないというのであれば，残念ではありますが，法律的にみても，医師が探す必要はさらにないことが明確になるでしょう．

このような構図は，小児科だけではありません．私が以前経験した事例では，夜中に酔っ払いが転倒して頭を打って受診し，入院を勧めたのに，「大丈夫，大丈夫」と言って，仲間が勝手に連れて帰ってしまい，翌日死亡したことがありました．けがや酩酊の程度にもよりますが，似たような展開になることがありますので，そういった場合も，警察に相談しておくのがよいでしょう．

こういった話をしますと，医療は本当にたいへんだという医師も多いでしょうが，このような構造的な紛争は，医療に限ったことではありません．理不尽か否かは別として，構造的に紛争になりやすい状況はいたるところにあります．ある男性が友人を乗せて運転中に，対向車線にはみ出してしまい，トラックと正面衝突し，友人が死亡したとします．しかしこの場合，任意保険で同乗者に支払われる保険金には限度があります．そうなると，友人の遺族は，トラック側を訴える場合もあるということです．また，運転していた男性も，損害賠償の問題だけでなく，自分が友人を死なせてしまったと思いたくないし，友人の両親に合わす顔もないという点からも，トラック側を訴える可能性があります．つまり，こういった場合，理不尽ながら，トラック側には何ら過失がなかったとしても，紛争に巻き込まれる可能性があるということになります．

6）紛争になるということ

結局，紛争は，基本的には，何かが普通ではないときに起こりやすいということです．そして，少なくとも一方の当事者の大事なものが脅かされているときに起こってくるわけです．といいますか，必ずしも，実際に脅かされている必要はありません．そう感じているだけで十分なのです．

一般に，当事者間に何か問題があったから紛争になったととらえる傾向にありますが，紛争になるか否かは，当事者のうちのどちらか一方の気持ち次第であり，他方の当事者からすれば，特に自分のほうに理由がなくても紛争に巻き込まれることがありえるということです.

紛争における急性期と慢性期

紛争は炎症にたとえることができます. 超急性期, 急性期, 慢性期にどのような展開になるかを考えてみましょう.

1) 激しい糾弾

患者が死亡して間もない時期に遺族がすごい剣幕で医師を怒鳴りつけているような状況は, 急性炎症の超急性期とよく似ており, その場合は, 原因云々ということよりもむしろその被害の程度が問題になります. 特に, この時期においては, 怒りの理由 (ベクトルの向き) よりもエネルギーの大きさ (ベクトルの長さ) のほうが重要です. 一般的には, 被害の程度が大きいほど怒りも大きいわけですが, 両者は必ずしも比例関係にはありません. いいかえれば, この怒りベクトルの長さは, 被害の大きさのような論理的なものではなく, (怒りという) 感情的なものです. ということは, この段階では, 感情的な部分に対処する必要があるということです.

こういった状況では, 相手の意見を無理に修正したり説得したりするようなことを試みるのは, よくありません. こちらの話を聞いてもらおうとして, 大きな声を出して説明すれば, 相手は内容もろくに聞かずに, 怒鳴り返されたと思うだけです. なぜならば, 相手は論理的な話を受け付けない状態だからこそ, 怒鳴っているからです.

治療をするために, 患部を温めたり, よく揉んで血行をよくしたりするというのは理屈としては合っていますが, 急性期, 特に超急性期には, 何よりもまず炎症を抑えなくてはなりません.

2) まずは許せない気持ちに応える

相手が怒鳴っているのは, 自分の感情的な意見といいますか, 気持ちを通したいからです. そういった状況で, いきなり論理的な説明を始めるのは, 相手の感情的な部分を却下する, つまり, 「怒鳴っているおまえが間違っている」というシグナルを送ることになりますので，さらに相手の怒りのエネルギーを増大させてしまいます．もちろん，心の底からそうでなくてはいけませんが，まずは，相手の気持ちに応えることが大切です．

感情的な問題は，もともと理路整然とした話ではありませんので，意見の一部が否定されただけでも怒りに大きく火をつけてしまうこともありますし，意見の一部が受け止められただけで鎮静化することもあります．であれば，遺族側に「誤解による，許せない気持ち」があったとしても，「誤解」の部分を否定する前に，「許せない気持ち」の部分を受け止めるというところから始めてみる必要があります．

どう言っていいかわからないような場合であれば，何も言わずに，頭を下げるという方法もあります．あるいは，「精一杯やりましたが，残念ながら助けることができませんでした」と謝る（共感表明謝罪の）姿勢を示すというやり方もあるかもしれません．「お前が殺したのか，殺してやる」といったように，あまりにもベクトルの長さが大きくてとても対処できないような場合には，とりあえず，「わかりました，説明させてください」と，まずは「気持ち」の部分に対してだけは肯定的なシグナルを送るのもよいかもしれません．

いずれにしても，許せないという気持ちだけは，というか，とりあえず，気持ちだけを心から誠実に受け止めて，まずは，相手をクールダウンさせる必要があります．

ただし，「気持ちを受け止める」というのは，「気持ちになる原因となる事実を認める」ということとは違います．相手が誤解している事実がある場合には，その誤解している事実までをも認めるということではありません．パニックになっているときに頭に刻み込まれた言葉は，あとで修正することが非常に困難ですので，一時しのぎに事実と異なることを認めてしまうことは絶対に避けなければなりません．あくまでも，気持ちを受け止めるということです．まったくピントはずれな誤解，つまりベクトルの向きが，あまりにも大きくずれているような場合には，「お気持ちはわかりますが，それはまったくの誤解です」と，「気持ちを受け止める→修正する」という順序だけは守ったうえで，ひとことで言ってみるのもいいと思います．

3）論理的な話を始める前に

「説明させてください」とはいうものの，すぐに説明を始めるのは，患部の腫れがひいてきて間もない時期に，「温めてみては」というのと同じです．たとえ，「じゃあ，早く説明してみろよ」と言われたとしても，相手が本当に説明を聞きたくなるまで，つまり生理的にそうなるまで，時間をあけることが重要です．ポジティブな方向に向かって相手の気持ちが動き出すまでの時間がほしいわけです．「説明する部屋を用意させていただきますので，少しお時間をください」と言って間（ま）をとることや，場所を変えるのがよいように思います．状況によっては，その日は相手の言い分を聞くにとどめ，後日あらためて説明させてもらうということにして，日を変えるのも1つの方法です．

野球場であるプレーに対して微妙な判定になり，審判団が集まるとします．観客はきっと，「アウトだ」，「セーフだ」と言って騒ぎ始めるでしょう．「早くしろよ」とも言ったりしますが，本当にすぐに判定が変わったとしたら，大騒ぎになるのではないでしょうか．しかし，しばらくして主審がマイクに向かうと，両チームの選手や観客もおとなしくなります．このように，みんなが冷静に聴く準備ができてから説明しますと，たとえ判定が思いどおりでなかったとしても，少しは冷静に，受け入れられやすくなるわけです．

ただし，私がこんな話をすると，「それはよい作戦ですね」と言う人もいますが，そのような軽い気持ちでは無理です．遺族と冷静な話を進める環境をこちらで準備するという，本当に遺族を思いやる気持ちがなければ，狡猾な雰囲気だけが相手に伝わり，必ずネガティブな方向に向かってしまうように思います．もちろん，この時間があまりにも長いと，どんな判定であれ，もめるのも事実です．これは，待たされたことに対する不満のエネルギーが，内容的な不満に重なってくるからです．

4）毅然とした態度

紛争に対応するには，常に「毅然とした態度」が必要です．ただし，「毅然とした態度」というと，若い医師の多くは，毅然とするつもりで，「憮然とした態度」や，さらには「攻撃的な態度」をとることがよくあります．しかしそれはもちろんよくありません．私が考える「毅然」とは，「誠実で明確な態度」というものです．

すでに何度も述べていますが，「誠実で」というのは，何もかも相手の要求に反応して相手に合わせるという意味ではありません．相手側の真剣な気持ちを受け止めるということであって，理由はどうであれ，質的，量的に逸脱した攻撃，特に交渉を有利にするための言いがかりなどに対しては，一応は聞くという「点」においてのみ相手を尊重し，それ以上は取り合わないというのも，ある意味では誠実な対応です．なぜなら，誠実さを伴わない糾弾に無条件に対応していると，こちらも「誠実でない世界」に引き込まれるからです．

「明確な態度」というのは，具体的に意見を述べるということではありません．これは，あやふやでない態度ということです．「わからない」ならば，「現時点ではわからない」というように，明確に伝えるなど，何か区切りがつくというか，怒っている相手に，あらためて考えるタイミングを与えることのできるような態度という意味です．

ペコペコと何度も謝るのは，たとえ深々と頭を下げていたとしても，「これまでの謝罪では不十分でしたので，もう一度謝ります」と繰り返して言っているようなものです．同じ言葉や同じ動作が繰り返されれば，相手側は「次もまた同じことするのかよ」とか，「まだ足りないじゃないか」というような気持ちになり，要求がさらに高まって，怒りを助長させてしまうことがあります．ましてや，わけのわからないような謝罪を繰り返せば，「もうこれ以上の（質的な）謝罪はしない」と何度も言っているのと何ら変わりません．これは利かない薬を何度も塗るようなもので，患部を刺激して炎症をさらに悪化させてしまいかねません．

5）感情的な怒りから論理的な怒りへ

紛争を炎症にたとえましたが，怒りを雨にたとえると，急性期，特に超急性期の怒りは，集中豪雨のようなもので，対応を間違えれば大きな被害が出ますが，そのような豪雨はいつまでも続くわけではありません．時間が経つと，感情的な怒りは次第にトーンダウンしてきますが，その代わりにやや論理的な怒りが芽生え始めてきます．

そうなると，今度は論理的な糾弾が始まりますので，医師や病院としては，誤解を解くための説明とか，医療側の努力を理解してもらうような，やや論理的な話を本格的にすることになります．さらに時間が経つと補償という問題も関係してくるでしょう．もちろん，まだ感情的にとても許せない時期に補償の話を出せば，基本的には許せないわけですから，「お金で解決するのか」と言われることもあるでしょうが，やがて時間が経ち，遺族が，それしか解決の仕方がないという気持ちになっていれば，受け入れてもらえるかもしれません．

このような交渉は弁護士が専門ですので，細かいことは述べませんが，期待値や要求が膨らまないうちに対応する，つまり，「急性期に適切な治療をしていないと慢性化して治療が困難になる」というのも正しいですし，初期には何を言っても火をつける，つまり「本格的な治療は急性期を乗り切ってからすべきだ」というのも，また正しい面があります．これは，医療事故であれば，その内容，医師や病院の態度，遺族の気持ちや生活状況などいろいろな要素が関係してきますので，ケース・バイ・ケースですが，一般的には，超急性期を過ぎても，感情的な面では不安定な状態が続きます．しかし，さらに時間が経過してくると，遺族の感情は，良くも悪くも安定化し，何か特別なことがない限り，怒りの著減・著増ということは，なくなっていく傾向にあります．

それゆえ，時間が経てば経つほど，「誠意ある対応」という遺族側の感情に訴えるような解決は困難になってきます．つまり，相手側の要求が理由もなく著減するようなことはなくなり，法的な相場に近づけるのがやっとという感じになってきます．したがって，敏腕な弁護士は，早いうちに，相手側の気持ちを満たす，つまり感情的に納得のいく方向で話をつけようとします．ダムにたとえれば，怒りの蓄積や，情報の供給，さらには社会的な圧力の供給によって貯水量が膨らんでしまって，どうしようもできなくなる前に，排水路の構築（適切な対応）をするということです．もちろん，紛争が長期化するということは，病院の経営，保険会社や弁護士の業務効率という点でも，損失が大きいという理由もあります．

一方，弁護士でさえもクールダウンできないような相手の場合には，時間的にトーンダウンするのを待って，法的な紛争として解決するのがベターということもあります．ダムにたとえれば，蒸発して貯水量が低下するのを待つようなものです．

なお，一般的に，誰でも抱くような「普通の怒り」は時間とともに減衰していく傾向がありますが，一方，「特殊な怒り」は，それとは違った経過をたどるように思います．「特殊な怒り」が生じる背景には，事故状況，医師や病院の対応，遺族の性格などいろいろな要因があるように思います．事故状況が納得しがたいようなものであったり，医師や病院の態度が悪かったりすれば，ごく普通の遺族でも「特殊な怒り」をもちます．また，たとえ医療側に問題がなかったとしても，「特殊な怒り」を生み出すような，特殊な体質の遺族も，まれながら，いるように思います．

6）論理的・戦略的な追及

紛争がさらに長期化してくると，慢性炎症のような状態になってきています．もちろん，そういった場合でも，病院や医師の態度によっては，急性増悪することもありますが，前述したように，通常は，良くも悪くも，安定した状態になってきています．こういった場合，遺族の追及の原動力は，積もり積もった感情にあるとしても，その追及の方法は，より論理的なもの，つまり，法的な交渉や法的な紛争に移行していくことになります．そうなると，それ相応の論理的な解決，つまり十分な補償が必要になってきます．

ただし，この時期になっても紛争が収まらずにいて，かつ論理的な話に移行しない場合には，なによりも注意が必要です．これは，「論理的な解決」ではなく「感情的な結末」にいたる可能性を示唆しているからです．急性期の紛争を集中豪雨にたとえましたが，慢性期の紛争は，少しずつダムに水がたまって満水になっているような状態です．計画的な放流（法的手段による追及）であれば，まだ，それなりに対応可能ですが，満水状態で決壊（論理的でない糾弾）ともなれば，ことのほか悪い展開になってしまいます．

紛争の経過と展開

紛争の経過中には，二次的な問題が発生し，もともとの紛争よりも，そのほうが，より大きな問題になってくる場合があります．炎症にたとえれば，もとは小さな傷であっても，二次感染が起こってひどくなったり，あるいは，周囲の臓器に波及してさらに重篤な状態になったりするようなものです．

1）新たな紛争・質的な変貌
—例：肩が触れた後の言い合いが殴り合いになった場合など

駅の構内で肩が触れて喧嘩になったような場合を考えてみます．肩が触れたこと自体は，相手を殺す気持ちになるようなものではなかったとしても，一方が，文句を言ってきた相手をあからさまに無視したり，怒鳴り返したりしているうちに，怒りに火をつけてしまい，傷害致死事件にさえ発展することがあります．

紛争は，もともと感情的な要素が強いので，その経過中に，自分の主張が正しいとか，相手側の主張が正しくないと言っているうちはまだいいのですが，やがて，にらみつけたり，無視したり，相手側の人格を非難したりするなどして相手の尊厳を傷つけるようになると，関係がさらに悪化します．

もともとの紛争の始まりは，誤解からであったような場合でも，いったん，このような状態になってしまうと，たとえ誤解が解けたとしても，元の状態には戻りにくくなります．遺族が医療過誤を疑って医師に説明を求めたところ，医師が怒ってしまい，遺族を叱りつけたり，ばかにした態度をとったりしたような場合には，あとで医師側には何も大きな問題がなかったことが明らかになったとしても，遺族感情はなかなか元に戻りません．

遺族の失礼な質問には我慢できないという医師もいますが，医師としての高いモラルの問題にとどまらず，遺族感情が悪くなるということは，法的な面でも不利になってきます．刑事責任は，遺族の処罰感情に大きく左右されますし，また，遺族が原告となる民事訴訟では，遺族感情が悪いほど，訴訟を維持しようとする気持ちや要求も大きくなりますので，弁護士も力を入れてくることになります．たしかに，遺族を怒鳴りつけただけで，すぐさま高額の慰謝料を支払わなければいけないということにはなりませんが，第三者的にみて医師の態度が悪いと判断されるような状況に陥れば，情状が悪くなり，損害賠償額も高くなってくる可能性があります．

2）周囲の反応や評価

紛争は見えないところ，つまり，当事者同士しかいないところで起こる場合もありますが，医療という公的な業務を行っている以上，どんな場合でも，公の場で紛争になってもおかしくないと考えておく必要があります．

先の例で，肩が触れ合った二人が言い合いをし続けている状況を考えてみますと，やがて人だかりができてきます．最初から見ていた人も中にはいるかもしれませんが，人だかりの大部分は，途中からやってきた人たちです．まずは，何らかの問題がある二人と認識されますが，一方がけがをしていれば，していないほうが殴ったのではないかと思うかもしれません．ましてや，けがをしていないほうが大きな男であれば，そう確信する人もでてくるでしょう．そして，実は何も知らないのに，悪いのはどちらだというように，勝手な解説をし始める者さえ出てきます．

周りにいる人は，最初から最後まで見て，公平に評価してくれるわけではありません．また，紛争に巻き込まれた経験のない人は，何か問題があったからこそ紛争になっているという目で見ます．紛争は感情的なものであると述べましたが，周囲の者の評価もまた感情的です．「茶髪の少年が悪いに決まっている」とか，「あの秀才ぶったやつが偉そうにしていたに違いない」といったような偏見や日頃からもっている不満を正義感にすり変えて集約し，実は事情を何も知らないのに強く非難したりすることもあるわけです．

当事者たちは，紛争自体もさることながら，こういった周囲からの批判や非難の犠牲となります．このように，紛争を継続することは，社会的に不当な評価や不利益を受ける結果となる可能性があります．

3）周囲から受ける影響と行動

先の例で，喧嘩を周りで見ている者が，「やれ，やれ」とけしかけて喧嘩になれば，現場助勢罪という罪に問われることになりますが，そういった規定があるのは，人間の考え方や行動は周囲からの影響を受ける面があるからです．「トラブルへの対応」（73 頁）でも述べましたが，自分の主張を容認する環境があれば，やや偏った意見であっても，主張することが容易になってきます．紛争の場において当事者は，相手の反論をかいくぐって，どうにかして自分の考えを押し通そうとしているわけですので，少なからず自分の主張に無理や困難が伴います．そういう微妙なときに，周りに味方がいるか否かは，大きく作用します．

実際，遺族が医師を糾弾しやすくなったのは，マスコミが積極的に医師を批判するようになってからです．もちろん，いくつかの医療事故を契機にマスコミの批判が厳しくなり始めたわけですし，それを受けて，社会的にも医療安全への関心が高まったという面もありますので，マスコミのすべてが悪いといっているわけではありません．しかし，医師を批判すれば，何らかの支援が必ず得られるという雰囲気をつくりあげてしまったのは，マスコミの大きな弊害といわざるをえません．医事紛争に関していえば，近年，遺族側が紛争を起こしやすく，維持しやすい環境になってきているということです．

また，すべての弁護士がそうだとは思いませんが，営利的な色彩の強い弁護士のなかには，遺族を焚きつけて，大きな紛争にもっていこうとする者さえいます．

一方，味方がいなければ，最悪，正当なことさえも主張をできずに終わるということもあるわけです．実際，これまでの遺族のなかには，そういう人もいたかもしれません．

医師の立場からすると，病院側が寄って集って遺族を責めるようなことはあってはなりませんが，当事者となっている医師を組織的にサポートする必要があります．そうしなければ，親戚や友人，そしてマスコミや社会にサポートされている遺族側との紛争を乗り越えることは難しいでしょう．

紛争の行方と終結

紛争は，何らかの理由で，当事者同士に紛争を継続しようとする意思がなくなれば，終結します．もともと，少なくとも一方の当事者に不満があるから紛争になっているわけですので，それが満たされれば，終結するわけです．とはいえ，双方の気持ちが満たされるには，それなりの条件が必要となってきます．

1）不満を満たす

「紛争になりやすいとき」（91頁）で述べましたが，紛争が起こるのは，我慢できないことがあるからですので，我慢できないことが大きいほど，終結しにくいことになります．

我慢できないことには，交通事故で壊された自動車や医療事故において身内の死亡に伴う経済的損失のような非精神的なものと，悲しみや適切に扱われなかったことに対する不快感のような精神的なものがありますが，それを満たすものにも，金銭のような非精神的なものと，誠意ある態度や謝罪などの精神的なものがあります．

壊れた自動車のように，修復したり，代わりの自動車を提供したりできるようなものの場合には，金銭的な補償（民事的に有責であれば賠償）によって経済的な損失を満たすことができます．しかし，そのような場合でさえも，常に新車を提供するだけの補償をするわけにはいきませんので，被害者には不満が残る可能性があります．また，新車でさえも「あの車には愛着があった」といったような精神的な不満が伴ってくる可能性があります．

死亡した人の場合には，それを元に戻すことはできませんし，もともと，人の命に誰しもが納得のいく値段をつけることは難しいので，死亡事例では，非精神的な部分でさえ，不満を満たすことはできないことになります．

そのようななかで，当事者の不満は，別のものによって満たされるしかないわけです．

しかし，どの程度で満たされるかということを考えた場合，もともと，不満の大きさは被害の大きさとは必ずしも一致しませんので，その代償が不満と同程度で満足する者もいれば，2倍，3倍でないと気が済まない者もいます．また，一般的には，不満は時間の経過とともに減衰する方向にありますが，増大してくる場合もあります．

簡単な例として，道を歩いていて，お互いぶつかりそうになったときを考えてみます．一方は，何も思わなかったとしても，他方は，「許せない」と思い，「謝れ」と言ったり，さらには，相手を殴らないと気が済まなくなったりという場合もあります．しかし，そのような人であっても，しばらくすると不満が収まる場合もありますし，一方，追いかけてでも一発は殴らないと気が済まないという場合もあるということです．

2）譲歩する

このように，双方の当事者の不満を満たすことは，なかなか難しい面があります．そして，無理に相手側の不満をみたすことは，こちら側が新たな不満を背負うということでもあります．どちらが相手側の不満をみたす必要があるかという点においても，加害者と被害者のような位置づけがはっきりしている場合はともかく，双方が被害者であると思っているような場合にはより混沌としてきます．

実際，交通事故に伴う紛争や医事紛争では，便宜上，死亡したほうを被害者として位置づけてはいますが，いきなり飛び出されたような死亡事故の加害者となった場合，災いに巻き込まれたという点では，どちらが本当の被害者ともいえないような場合もないではありません．医療関連死の場合においても，助けられる可能性がほとんどないのに手術を担当して責任を追及されれば，遺族だけでなく，執刀医も当然ながら被害意識をもつことでしょう．当事者たちには，それぞれに，自分たちに都合のよい思いがあるので，よほど一方的な結末にならない限り，当事者は双方とも，多かれ少なかれ譲歩することになります．

ここで，誰に譲歩するかということですが，相手との間柄にもよりますが，通常，紛争になっている相手とは，少なからず，よい関係ではないので，相手側には譲歩したくないという面があります．特に相手側が，こちら側の人格を非難しているような場合には，難しいのではないかと思います．しかし，そのような場合でも，第三者の提案を受け入れることは，その第三者を尊重して，第三者に対して譲歩するということであり，対立している相手に対して直接譲歩することにはならないという面があります．したがって，当事者の面子は，それなりに保たれるわけです．ただし，ここでの第三者は，上司，年輩の人や地域の有力者，公権力をもった者，たとえば警察官や裁判所のように，譲歩しても面子がつぶれないような第三者ということになるわけです．

また，当事者だけで折り合いがつかない場合，第三者の存在が必要なのは，このような面子の問題だけではなく，譲歩によって紛争が終結したことを保証してもらうという点にもあります．当事者同士で，一方が譲歩した場合，他方が，ますますつけこむような場合があるからです．というのは，もともと譲歩された側も，不満が完全に解消されたわけではありません．その意味では，そちらも，それなりの譲歩を強いられることになるので，「残っている不満も解消しろ」とか，「新たに膨らんできた不満をどうにかしろ」ということになるのです．

3）周囲に妥協する

誰に譲歩というわけではありませんが，状況的に妥協せざるをえない場合もあります．たとえば，駅で，ある男が，肩が触れた相手に因縁をつけているような場合を考えてみます．そういう人間でさえ，周りに人だかりができて，携帯電話やスマートフォンなどで撮影するような人が出てくると，「今日は，許してやるよ」と言って，さっと逃げていってしまう場合があります．力学がこのように働く場合はいいのですが，逆に，周りに集まったのが強面の人ばかりなら，何も言われなくても，謝らされたり，お金を取られたりする方向に向くこともあるわけです．病院もまた，マスコミに騒がれたりすると，理不尽な要求であっても，それなりの対応をせざるをえなくなる場合がないでもありません．

4）それぞれの「土俵」での力関係やルール

第三者に譲歩する話や周囲に妥協する話をいたしましたが，紛争に勝つか，負けるかは，もちろん内容にもよりますが，両者の力関係や，紛争がどのような「土俵」で行われているかによって決まる面があります．もちろん，どちらが正しいかということも大切ですが，それぞれの「土俵」にはそれなりのルールがあり，それによって，異なる決着を迎えるということになります．

たとえば，「お前のようなやぶ医者には，医者の資格なんかない．どうにかしろ」と，暗に100万円を要求され，すごまれると，心理的なストレスになります．実際，こうやって病院に何度も来られると，それなりの被害を受けます．冷静に考えてみれば，患者が死亡して，本当に「やぶ医者で医師の資格がない」というような状況であれば，100万円で済むはずもないわけです．こういった社会的なルールを逸脱した要求に対して，社会的なルールに基づかない対応をして，100万円払ってしまったりするのが最もいけないわけです．こういった相手は，裁判に持ち込むと負けることを知っていますし，下手をすれば恐喝で警察につかまってしまいますから，社会的なルールの通じない世界に相手を引きとどめて恩着せがましく示談（裁判外の和解）に持ち込もうとしているのです．

紛争は，「土俵」ごとにルールが違うわけで，紛争に慣れている彼らは自分のルールを押し通すことができる「土俵」に引き込もうとするのです．そして，彼らの「土俵」の上では彼らのルールにしたがって，彼らの勝ちになってしまいます．

また，相手にすごまれたり，脅されたりした場合に，相手の要求を受け入れなかったとしても，怒鳴り返したりすれば，怒鳴り合うという，相手の得意とする「土俵」にますます引き込まれることになります．したがって，そのような場合には，弁護士に対応してもらい，もっと法律という社会的なルールが働く「土俵」に紛争を移していく必要があります．その意味では，訴えられ，裁判になるということは，ある程度「正しいルール」が適応される「土俵」での紛争ですので，最悪というわけではありません．

5）裁判所という「土俵」・医療の世界という「土俵」

一般市民の感覚としては，裁判所こそが，最も「正しいルール」が働く場であろうということになりますが，「土俵」という点では，裁判所は，一般の市民生活が営まれている社会と同じ「土俵」ではありません．たとえば，日常生活では，話したことが正しいか否かについていちいち裏（うら）をとられることはありませんが，裁判所では，常に重要なことに関しては，双方の合意がないかぎり証拠調べを経ないと正しいと判断してもらえない面があります．また，特に民事では被害者救済という方向が強く働きますので，たとえば自動車を安全運転しており，一般市民から非難されるような状況ではなかったとしても，いったん，加害者となれば，車という危険なものを運転している者として，それ相応の責任を負担する必要があります．これは，ときとして，市民感覚からは外れているように思われる場合があります．

同じことは，医療の世界と裁判所，医療の世界と一般市民の間でも起こりえます．であるとすれば，医師としては，医療の世界という土俵で決着をつけるほうが有利といいますか，少なくとも自分たちは納得できるような決着にたどりつくことができるということになります．

たしかに，医事紛争において，すべてが医療の世界の土俵で進めば，医師の独善や患者の権利の侵害につながりかねない面はありますが，少なくとも医学的な事実の解明や評価だけは，医療の世界の土俵でなされるように注意しておく必要があります．本来，社会的な裁定が下される場である裁判で，この点まで評価されてしまうと，ときとして，医療の世界の判断から大きく外れた決着になる場合がありますし，市民感覚や，さらには偏ったマスコミによって支配される一般社会という土俵では，根拠なく事実が創造されてしまう場合さえあります．たとえば，「妊婦が死亡したのなら，おそらく医療に問題があったのだろう」というところから話が始まり，何ら医学的に正しく検討されないうちに，それがおおよその事実として浸透し定着してしまう場合さえあるわけです．

このことは，逆に言えば悪い弁護士が，医学的な正しい評価がなされていないうちに，法律という別の論理で働く土俵での勝負にもっていけば，不当な利益を得ることができるということでもあります．

6）紛争の終結とその後

紛争の終結として最も望ましい形はというと，多くの医師は，完全勝利であると思いがちです．これは，患者の疾病と戦っているときの医師の姿勢としては正しいでしょうが，少なくとも遺族との社会的な紛争においては，よい結果をもたらさないことが多いのではないかと思います．ところが，難しい試験をこなしてきたことの弊害なのか，仕事に関連した特性なのかは，よくわかりませんが，医師の多くは，すべて自分が正しいということにならないと気が済まない人が多いような気がします．そして，「不当な文句を言ってきた遺族には土下座させるべきだ」というような医師さえいますが，こういった終わり方は，不満をさらに大きなものとし，爆発させてしまう可能性があります．

裁判所は，このような点を考慮して，判決は遺族の敗訴としても，遺族の主張の一部は，それ相応に受け止めています（認めるという意味ではないですが）．医師は，紛争に勝つとしても，相手を叩き潰すような振る舞いではなく，負けたほうに対する，「それなりの」ねぎらい，たとえば「亡くなったことを残念に思う」とか，「いつの日か助けられるようになるよう努力する」といったような態度や姿勢が必要ということではないかと思います．また，相手が敗訴する場合に，完全な勝利を求めて，追い打ちをかけるような態度もよくありません．「私たちが不当な訴えを起こしてすみませんでした」と無理やり言わせる必要はないのです．「裁判をして，ようやく仕方がなかったということがわかりました」程度の気持ちになってもらえればよいのではないでしょうか．

紛争は，そこそこのところで落ち着いたときに，本当の意味での解決にいたるわけで，不当に大きく勝つことは，紛争が地下に潜って継続することにつながります．本来は，何らかの賠償がなされるべきであるような事案で，遺族が完全に敗訴してしまうと，保険会社からは何も支払われず，遺族の不満は継続します．そして，当事者となった医師が，そういった不満にさらされ続けるという場合もないではありません．

7）紛争の結末は最終的には自分が背負う

紛争においては，周りにどれだけ味方がいるかということが，勝利のための大きな要素になります．しかし，周りが相手側を非難しても，こちらが「加害者」という位置づけにある場合には，自分自身は，決して相手を過度に非難してはいけません．自分の正当な点や，相手側の不当な点を理解してもらわないと困るという姿勢にとどめるべきです．なぜなら，紛争はあくまでも当事者同士の争いであり，最終的な決着は，やはり当事者だけが背負うことになるからです．

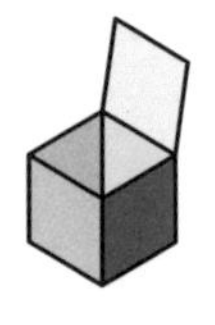

第7章

医事紛争・裁判

医事紛争になりうるような場合，早い時期から弁護士に相談しておくべきであることについては，すでに述べたとおりです．これは戦略的な観点からだけでなく，本当に困っている遺族と因縁をつけてきているような遺族とを識別して，適切に対応するという意味でも大切です．いずれにしても，実際，紛争にいたった場合には，病院や保険会社の顧問弁護士が担当することになりますので，細かいことについては，そのとき，弁護士に相談するのがよいでしょう．また，法律家が執筆された詳しい解説書もありますので，そういったものを読まれることも勧めます．

ここでは，私が，病院で診療に携わっていた医師から法医学の道に進んで感じた，医事紛争に関連して，臨床医が頭に入れておいてほしいと思うことについて，少し断片的にはなりますが，いくつか述べてみたいと思います．

もちろん，病院の幹部や医療安全を担当しておられる方々は，これから述べることは，日頃から感じていることであるかもしれませんが，若手の教育に役立てていただければと思います．

医事紛争

1）紛争のスタート地点

生命にかかわるような大きな事故が起こると，少なからずもめ始めますが，すでに述べたように，そのような場合でも，明確な「紛争」が始まるのは，患者が死亡してからです．患者が死亡すると，それが「解禁」の時，つまり「スタート地点」になります．「家族」は「遺族」となり，考え方や受け止め方もこれまでと違ってくるわけですが，そういったこととは別に，人には「ほぼ間違いなく予想できる結論であったとしても，それが確定しないと本格的には動き出せない」という性質があります．また，法的な観点からも，動くことはできません．それは，医学的には，この人は助からないということが，ほぼ確実であっても，法律的には，まだ亡くなっていない，つまり，いまだ「亡くなったという事実」が存在していない状態だからです．

そして本格的な紛争が始まるまでには，さらに時間がかかります．しばらくしてから，もめてくることについても，すでに述べましたが，家族や親族などの間で意見がまとまらないと，行動を起こしにくい面もあります．また，遺族は，大切な身内を失って憔悴してから，行動を起こすまでにエネルギーを回復する時間が必要となります．そのほか，死亡に伴う保険の申請や相続等の諸手続きにも追われます．ある程度時間が経ってから，医療事故ではないかという気持ちを起こさせるような情報にたどりつく場合もあります．さらには，弁護士が関与する法的な紛争ともなると，打合せや資料を集める準備等も必要となります．

これらのことから，法的紛争が顕在化するまでには，半年から1年近くの時間がかかるのが普通です．したがって，ある日突然，遺族がやってきたり，内容証明郵便が届いたり，訴状が届くということもあるわけです．ただし，時間をおいて，遺族側から話が出てくる場合には，気になる点があって，その部分だけを確かめたいという場合（病気について新しい話を聞いて，自分も遺伝的素因をもっていないかなど）もありますので，とりあえず，病院と連携して，過剰に構えずに対応することが大切です．

2）遺族からの要求

あらかじめ弁護士に相談しているような場合には問題はありませんが，遺族が予想に反して突然やってきたようなときには，対応を誤ってしまわないように注意する必要があります．謝罪すべきときには，できるだけ早い時期に謝罪するようにと述べましたが，亡くなってしばらく経ってから突然乗り込んできた遺族が，謝罪によってすぐに納得して帰っていくとは思えないことは，よく考えてみればすぐわかることです．共感的謝罪を忘れてはなりませんが，謝罪の内容や程度は医療過誤の内容に相応するものでなくてはなりませんので，焦って不要な責任承認謝罪をしてしまうことは控えるべきです．

また，たとえ少額であろうと，直接，金銭を渡すようなことは，常に避けなければなりません．小さな謝罪であれ，少額の金銭であれ，不当な要求に応じれば，それが新たな不当な要求を生み出す可能性があるからです．そもそも，人が死亡して許すわけにはいかないと言ってきている遺族が少額の要求をすること自体，ある意味では不自然です．そのような場合には，まず不当な要求である可能性を考えなければなりません．交通事故などでも，歩行者がドアミラーに接触してきて，「手が痛い，5千円払ってくれ」などと言われて，急いでいたり，ややこしいと思ったりして，つい払ってしまうと，後日，「手がしびれて，動かなくなってきた」といって，新たに高額な要求をされたりする場合があります．

このようなことは，誰しも，日頃は当たり前だと思っていますが，若い研修医のなかには，社会経験の乏しい者もいますし，また，上級医との仲が悪かったり，上級医が厳しすぎたりしている場合には，自分でどうにかしようと思って，単独で間違った行動に出てしまう可能性もないとは言いきれません．したがって，自分がよくわかっているというだけでなく，管理上も注意が必要です．また，一人で医院を開業している医師が，急に追い詰められたときに，隣にいるベテラン看護師に「先生，これくらいで済むなら従っておいたほうが…」といった甘い「アドバイス」を受けてしまいますと，催眠術にかかったように判断を間違ってしまう場合があります．

とにかく，相手から何らかの要求があった場合には，病院の事務方に連絡して，弁護士に相談することが重要です．「早くしろ」とか，「おまえが自分でどうにかしろ」と言われれば，「これは，大切なこと」なので，「上司ともよく相談して対応したい」とか，「病院全体で対応することになっている」と誠実な態度で告げるべきです．「大切なことである」という共感に始まり，それゆえ「慎重に対応する」という回答が，非難されることはないのではないかと思います．

なお，個人で病院に乗り込んでくるような場合もあれば，弁護士をたてて請求してくる場合もありますが，後者の場合は，基本的には，何らかの損害賠償請求が可能であると弁護士が判断している場合になります．とはいえ，医事紛争の場合には，実際は医療過誤でなくても，弁護士から，すいぶんピントの外れた主張がなされることもあります．また，富裕層の遺族のなかには，高額の弁護士費用を払ってでも，医者に制裁を加える目的で弁護士に依頼し，弁護士も依頼された以上は，ずいぶんと変な主張だとは思っていながらも，依頼に応じて要求をしてくる場合があります．すでに述べたように，良くも悪くも普通でない遺族の場合には，普通でない展開があるということを認識しておく必要があります．

個人で乗り込んでくる遺族は，単に納得がいかないという人から，まだ事情がわかっていないだけで，将来的には弁護士に依頼することになるような人もいます．そういった場合，相手方は素人でも，こちらには弁護士がついているので，安心できそうな感じもしますが，いつもそうとは限りません．そのなかには，弁護士が取り合ってくれないような要求，たとえば，「医者をやめろ」とか，「土下座しろ」というような要求であるために，自らやってくる遺族もいないわけではありません．

こういう相手の場合には，なおさら弁護士に対応してもらうことが重要です．弁護士であれば，社会のルールから逸脱した土俵に引きずり込まれずに，ひきとっていただくとか，解決金を支払って解決するような社会的対応ができますが，医師が直接対応すれば，「本当に謝る気持ちはないのか」，「金で解決するつもりか」とさらに糾弾されたり，医師の説明や弁明が，弁解として受け止められたりして，新たな怒りを誘発し，紛争の解決をより困難にしてしまいます．

3）医事紛争による精神的負担

医師にとって，遺族から追及され，弁護士にお願いしなくてはならないような事態に陥ることは，大きな精神的な負担になります．医療側に大きな過失のある場合，良心の呵責もさることながら，刑事事件となる可能性や，それに伴って行政処分を受ける不安もあります．しかし，医療側が全面的に過失を認めて謝罪しているような場合には，当事者となった医師自体が，医療の内容について大きく反論したり，何度も反論したりする必要はなくなるわけで，議論の中心は，損害賠償額ということになります．紛争となりやすい条件（付章参照）といいますか，紛争が長引く条件は，①複数の可能性があり，しかもそれが，②大きな利害と絡みその調整がうまく進まない場合ですが，①が決着している場合は，示談が成立したり，裁判になっても途中で和解したりする場合も比較的多く，争いが遷延するわけではありません．また，医療側としては，先に述べたようなことの辛さや不安は残りますが，たとえ裁判で敗訴したとしても，やむをえない結果ということで納得できる面もあります．

実は，人間にとって，何よりも大きな精神的負担になるのは，社会的に厳しい評価を受けることもさることながら，不当な評価を受けることです．本当の泥棒は，捕まっても平気な顔をしているのに，疑いをかけられた善良な人が自殺したりする場合があるのは，そういった不当な評価によって，いや，不当な評価の輪が広がって，和となり積となり，精神的に追い詰められていくからです．

一般的には，被害が大きいほど，遺族の怒りは大きくなりますが，必ずしも両者は比例しない面があります．医師や病院の責任が重いほうから，

①完全に医師の過失によるもの

②システム的な改善が望まれるが，医師を責めるのは酷なもの

③遺族の誤解によるもの

などに分けてみたときに，①であったとしても，医師が非常に献身的であったなどの理由で遺族が納得していれば，裁判にさえならない場合もあります．一方，③の場合，医師が責められるのは理不尽のようにも思われますが，責める，責めないは，遺族次第です．被害の大きさといいましたが，それは客観的な医学的被害ではなく，遺族がいだく主観的かつ感情的な被害の場合もありますから，そのような場合には，まさに遺族の勝手ということになります．そして，もともと誤解をして医師を責めるような遺族の場合，理路整然としているはずもなく，かえって執拗に責めてくる場合も少なくありません．

医師にとって最も大きな負担になるのは，何よりも，このような不当な糾弾を受けることです．

4）理不尽な糾弾をもちこたえる

誠実に適正な医療を行っていたつもりでも，信じられないような糾弾が始

まる場合があります．これには，2とおりあって，1つは医学的には理不尽ですが，感情的にはある程度理解ができるような場合と，もうひとつは，あらゆる面で理解することが難しいような場合です．前者は，医師が適正な治療をしてはいるものの，死亡したことに対して共感的謝罪を示していない場合，あるいはそれが十分に伝わっていない場合などに起こりえます．

ここでは，後者の場合，つまり，遺族が普通でないために，理不尽な非難がつきつけられるような場合について考えてみます．

たとえば，「～に関する説明が悪い」，「点滴を入れそこなった」といったような具体的な指摘に対しては，それなりに対応することができますが，漠然と「態度が悪い」とか，「許せない」というような苦情の場合には対応が難しい面があります．

いったん紛争となり，相手側に意図的に非難されているような場合には，それを克服しようとして，「あれが悪かったのかもしれない」とか，「～について文句を言われているのかもしれない」などといろいろと考えすぎることは，窮地の中で余分なエネルギーを消費してしまうことにつながってしまいます．自分なりに反省すべき点がある場合には，反省して今後に役立てることが大切ですので，まず，その点は押さえておく必要がありますが，いつまでも理路整然としない批判にとらわれていると，理路整然としない世界に引き込まれて消耗していくことになります．

臨床医は，他にも患者を担当しているわけですので，このようなことにエネルギーを割くことは，その分，自分が担当している患者にそそぐエネルギーが少なくなってしまうわけですから，「そういうことをしていると，今診療中の患者さんに申し訳ない」と自分を戒めて，控えるべきです．というのは，原因が正当なものであれ，理不尽なものであれ，精神的な負担を強いられている人は，新たな失敗をおかしやすい面があるからです．

また，社会的な面でも，理不尽な非難に基づいて，無理な反省をすることが不当な評価を招いてしまう場合があります．というのは，人は，どんな理不尽な事柄であっても，できるだけ合理的に解釈したいという性質をもっているからです．したがって，「遺族や患者さんから苦情があったのは，何か問題があったからだろう」というのが，普通の人の理解です．

たしかに，苦情の多い医師には問題が多い傾向があるのは事実です．しかし，なかなか受け入れがたい話ですが，何も悪いところがなくても，ひどい苦情がくることは，この世の中には，まれながらあるのも事実です．ここでは，そのようなまれな場合の話をしていますが，「あれが悪かったのかも」，「いや，これが悪かったのかも」などと無理な反省を続けているうちに，病院の幹部から，「担当医の話を聞いてみると，いろいろと問題のあることを行っていたということがわかった」というような，「合理的」な解釈をされてしまい，それが事実であったということになってしまう危険性があります．

なぜなら，これまでそのような被害にあったことがない医師が大部分ですから，そこまで理不尽な状況が世の中にあるということを理解してはもらえないのが普通だからです．また，「担当医に問題があった」と考えるほうが，「ちゃんとやっていれば問題は起こらない」という安心感や確信も得られるわけです．このような意見が関係者から発信されると，病院全体の理解もそのように傾き，納得に向かいます．また，本人さえも，何度も言われているうちに，次第にそんな気になってしまっていく危険性さえあります．

このような理不尽な糾弾の当事者となった医師は，きわめて運が悪く，病院全体，そして世の中全体に失望しそうになります．しかし悲しいことに，そのような程度の不運は，世の中には少なからず存在しています．というのは，年間5,000人近くの人が交通事故で死亡しており，そのうち被害者に過失がまったくないようなものもかなり多くみられるということからみても，類推できます．そして，その人たちの多くが，何も知らない「善良な市民」によって，「気をつけないと危ないなぁ」と，あたかも不注意で亡くなったかのように評価されているのです．少し話がそれますが，交通事故の多くは，誰かの不注意によって起こります．これは事実ですが，亡くなるのは，たいてい，不注意の有無とは関係なく，歩行者や軽乗用車の乗員のように，そのとき物理的に弱い立場にあった人です．

医師のなかには，「そこにいたから，そうなった（そういう患者さんを担当していたから，そうなった）」という理由で，たいへん不運な状況に陥っている人もいるわけですが，どのような不運な事件に巻き込まれたとしても，同じような事案を経験した医師がこれまで一人もいなかったということは，まず，ないわけです．ということは，それなりの解決策は存在しているはずですから，適確に対応して，窮地をしのいでいくことが重要です．

そのうちに，その患者の家族が，これまでも，ほかの医師との間でトラブルを起こしていたことが明らかになってきたり，調査や裁判の過程で，遺族側の糾弾が不当なものであることが判明してきたりするなど，挽回や弁解のチャンスが回ってくる可能性があるので，それまで，どうにか持ちこたえることが大切です．

特に，院内で不当な評価を受けている場合には，よき理解者をつくって，それを広げていくことが重要です．ここで大切なことは，焦って，理解してもらえないような人に説明を繰り返すと，誤審をした審判に対して強い抗議を繰り返して退場処分を受けるように，「問題を起こしているのに反省をしていない．困ったものだ」というような，思わぬ厳しい評価を受けて，さらに窮地に追い込まれる可能性があることです．その意味でも，不当な評価に対する反論は，「どうかわかってほしい」というようなスタンスにとどめるべきです．強く反論すれば，喧嘩になってしまい，たとえ，あとで誤解であったことが判明しても，すでに述べたような力学が働き，いったん，壊れてしまった院内での人間関係は修復できなくなってしまいます．

5）誰に相談するか

(1) 職務上の相談

医事紛争の訴えを誰が受けたかにもよりますが，自分が最初に受けた場合には，自分の所属する科の責任者を経て，医療安全管理者，そして，最終的には院長に報告があがることになります．つまり，便宜的には院長に相談することになりますが，実質的には事務方のサポートを得て，病院の顧問弁護士に相談するかたちをとります．そして保険会社の弁護士とも話し合うことになります．一方，小さな医院であれば，直接，保険会社に連絡して，保険会社の弁護士と相談することになるでしょう．

ここで注意しなければいけないのは，病院，保険会社，当事者である医師のいずれもが，早く，そして失うものを少なく紛争を終わらせたいという共通の思いをもっていることは事実ですが，それぞれの立場は，微妙に異なっているということです．弁護士は基本的には，依頼人の利益を考えて法的手続きを進めるわけですので，保険会社から依頼を受けた弁護士は，保険会社にとってよい方向に話を進めますし，病院から依頼を受けた弁護士も同様に病院にとってよい方向に話を進めます．

最もわかりやすいのは，保険会社ではないかと思います．保険会社としては支払いをできるだけ少なくしたいわけですが，係争が長びくとそれ自体が大きな労力であり，出費となるので，ある程度の医療過誤は認めても，適当なところで和解をしたほうが全体としては安くなるのであれば，その方向で進めたいという面があります．

病院側も，係争が続くことによる風評被害や職員の負担による損失が大きいと判断すれば早くまとめたいという場合があります．ただし，病院の場合には，たとえ保険会社が支払ってくれるとしても，やはり医療事故であったことを認めてしまえば，病院の評判が悪くなり，今後の運営に影響を与えるため簡単に受け入れるわけにはいかないという面があります．しかし，特殊な場合として，病院に政治的圧力を加えることが可能な地域の有力者らが病院を訴えたような場合には，和解をスムーズにさせるために，病院自ら，担当医個人に過失があったというかたちにして，保険金が多く支払われるように「配慮」して話を進め，担当医は切り捨てられてしまうということもありうるでしょう．

このような場合，当事者である医師に，直接的な経済的負担がなかったとしても，不本意にも社会的には医療過誤を起こしてしまったという結論にされてしまうことがあります．そして，それは，刑事処分や行政処分につながる可能性を生み出し，医師としての経歴に傷がつくなどのかたちで，担当医個人に覆いかぶさってきます．

もちろん，このような傾向があまりにも顕著になってくると，そのような保険会社には誰も加入しなくなるし，病院もそういった処理を繰り返していれば，医師の確保が難しくなってくるという問題が起きます．したがって，ある程度のところで歯止めがかかりますが，弁護士が誰に依頼されたかによって立場の違いがあるという点は，しっかりと頭に入れておく必要があります．現在の状況では，医師がこのようなかたちで病院に切り捨てられることは，まれですが，病院と利益が大きく相反する可能性が考えられる場合には，医師自らも個人的に弁護士をつけて，相談しておくほうがよいことがあります．

とはいえ，ここで述べたことは利益相反という構造的な問題であり，実際的には扱うのは人間ですので，ここでも人間同士の気持ちが大切となります．構造的に病院や保険会社とも，対立しうる部分があるというだけであって，最初から対立しているという話ではありません．病院や保険会社に対して，自分自身も弁護士を立てるという話ではなく，どうしても必要があるときには，最初は単に個人的に相談しておく程度にとどめるべきです．

そもそも，病院や保険会社は，医療事故を起こした担当医のために（彼らのためでもありますが），実際に動いてくれているわけですから，まずは感謝して，誠実な話し合いを進めていかなければなりません．ここでも，せっかく集まった調査委員会の人たち，あるいは，病院の幹部や保険会社との間で，たとえ意見が違っても，誠意をもって説明するように努め，口論するようなかたちになることは避けなければなりません．こちらも，誠意をもって対応すれば，それなりに誠意をもった対応をしてもらうことができ，当事者としての精神的な負担も軽減されます．

ここで重要なことは，病院との接点は，法律的には労働契約ということになりますが，人間関係という面では，直接的な接点は同じ科の上司や同僚ということになりますので，日頃の勤務態度や貢献度なども，病院の判断に影響を与えることになります．また，同じ科の部長などは，社会的に責任を追及されるかは別としても，少なくとも院内においては病院に対しての責任がありますので，当事者となった医師は，誠意のある態度で相談しておく必要があります．

なお，刑事事件として扱われる場合には，病院の管理体制が指摘される事案もありますが，一般的には，当事者の医師に対して個人的に容疑がかかることになります．病院はそれなりのサポートをしてはくれるでしょうし，保険会社も民事に与える影響を考慮してある程度のアドバイスはしてくれるでしょうが，本質的には，医師個人の問題になるので，この場合には，自ら弁護士をたてる必要があります．また，その費用は，特約がないかぎり損害賠償が対象の保険では賄われないことになっている点に注意しておく必要があります．

(2) 個人的な相談

当事者となった医師は，職務上の相談以外に，今後，医師としてどう行動すべきであろうかという意味において，信頼のおける者に相談をしておくことも重要です．特に医師としての態度が批判されているような場合には，よき理解者がいることが，精神的な安定を得ることに加えて，自分の将来の活躍の場を確保するという意味でも重要となります．

近年，医師は，何らかの医事紛争に巻き込まれることが増えてきたとはいえ，前述したように，現実的には，一人の医師が大きな医事紛争や，理不尽なわけのわからない紛争に巻き込まれることは，それほど多くはありません．したがって，そういった経験をもつ同僚や同級生，当事者に理解を示すことのできる親友や先輩など，きわめて限られた者以外に相談することは，よい結果とならない場合が多いのです．ここで注意しなければならないのは，高名な医師が相談相手としてよいかというと，必ずしもそうではないということです．というのは，そういった高名な医師のなかには，これまで，たまたま大きなトラブルに巻き込まれてこなかったために「立派」になることができたというような人も少なくないからです．その結果，役に立つアドバイスが得られないばかりか，逆に，高名な医師に，「訴えられる医師は問題がある」という厳しい評価を受けてしまう場合があります．これは，無事故無違反の優良運転者に交通事故後の対応について相談して，「どのような事故であろうと，事故になるのは不注意が原因です」と言われてしまうようなものです．

また，ひと昔，ふた昔前の先生のなかには，正しい処置をしていても，昔の治療法と比較して「そういう方法は聞いたことがない．それは間違っている」と判断されたり，インフォームドコンセントの問題などにおいても，「患者に文句を言われているようではまだまだだめだ」と言われたりすることもまれながらありますので，注意が必要です．

6）被害を大きくするもの

医療過誤が本当にあった場合の最大の被害者は，亡くなった患者さんですが，理不尽な追及をされた場合には，当事者となった医師が最も大きな被害を受けます．

しかし，紛争による医師の被害を「最も」大きくしているのは，実は，医師を責めている遺族自体ではありません．彼らは，「医療が不適切であった」という主観的な主張をしているだけであり，どんなにひどい言い方をされようと，客観的にみれば，「医療が不適切であったと思っている」という主張にすぎないわけです．

もちろん遺族に騒がれたり，訴えられたりすれば，労力も，時間も，精神的な負担もありますが，二次的な被害を大きくする要因は，特にそれが報道されることにあります．たしかに，報道が正しいものであれば，それは医療の改善にも貢献する面もありますから，私は，一概に悪いといっているわけではありません．マスコミのなかには，本当に医療を良くしようとして記事を書き，それに大きく貢献している優秀なジャーナリストもたくさんいます．しかし，残念ながら，商品として売れることを中心に考えて記事を書く人もいないわけではありません．たとえば，ある病院で手術中に80歳の男性が死亡して遺族らが訴えたとします．そのような場合に，「80歳男性の死亡は手術ミスによるものと遺族ら訴える：～病院」と書くべきところを，「～病院80歳男性死亡は手術ミス：遺族ら訴える」と書くと，あたかも手術ミスがあったようだと読者は受け止めます．そして，「～病院で手術ミス：80歳男性死亡し遺族ら訴える」と書かれると，もう手術ミスがあったものと読者は確信します．このように，同じ事実をもとに記事が書かれたとしても，主観的な推測や脚色が加えられて発信され，その内容を何も知らない読者はそのまま受け入れてしまうわけです．

固有名詞を出されたり，事実を捻じ曲げた記事を書かれたりすれば，それなりの被害も受けますし，不愉快でしょう．しかし，冷静にみると，マスコミも，当該医師をよく知っている者が書いているわけではないので，本質的には「医療過誤があったようだが，医療過誤はけしからん」という一般論を述べているにすぎません．

実は，何よりも迷惑なのは，病院の内部で，「あの先生，けっこう手技が粗いものね」といったような無責任な発言が出てくることなのです．なぜなら，そういった発言は，事情をよく知った者による，信憑性の高い「客観的な事実」として，医師個人の将来に覆いかぶさってくるからです．この点では，事故とはまったく関係のない別の科の者や従業員の軽薄な発言でさえも，外部からみると，事情を知っている者の話と区別がつきません．このような議論は，対岸の火事についてあれこれ言っているようなもので，自分たちには火の粉が降りかからず，専門家のような顔をして参加できるため，「思慮の浅い者」，「悪意のある者」だけでなく，「自分の正義感を誇張したい者」，「話題に乏しい者」などによって，広く展開される傾向にあります．

遺族の中には，このようなところに積極的に入り込んでくる者もいないではありません．「この病院はひどい病院だが，あなたは，若いのに本当に立派なお医者さんだ」などと言っておだてられて，孤立している研修医などから，いろいろな情報が捻じ曲げられて流出してしまう可能性は，管理者としては注意しておかなければなりません．これは，病院や管理者の被害だけでなく，利用されてしまう未熟な研修医を，信頼を失って将来どこの病院でも働けなくなってしまうというような悲惨な末路から保護するという点でも重要です．

「病院の内部」と言いましたが，正しくはもっと広い範囲を含めて「内部」といったほうがいいかもしれませんが，つまり，現在の病院だけでなく，これまで自分が勤務してきた病院からの批判も，同様に，外観的には自分をよく知っている者による評価ということになるので，注意が必要となります．そして，最も注意が必要となるのは，かつての自分の指導者でしょう．信頼のできる指導者が定年後も，温かく相談にのってくれるのは何よりもありがたいことです．しかし，ときとして，医療から引退した医師は，かつては「偉い」先生であったとしても，自分もそのような危険な状態に陥るかもしれないという危機感が薄れてきて，「問題となっているのだから，まあ，何かしでかしたのだろう」と考え，「お前も悪いはずだ」などと心ない一言が発せられる場合もないではありません．このような内部からの攻撃が最も被害を大きくするのです．これは「内部被曝」とでもいいますか，防御（防護）することができないし，すぐに排除（排出）することもできないという点で，かなりやっかいなものです．

紛争の当事者は弱い立場にあるため，日頃なら冗談で済むようなことでも，被害を大きくしてしまうので，「悪意のない」場合であっても「思慮のない」内部からの発言は迷惑となります．読者が不幸にも，深夜，死亡交通事故の加害者となった場合を想定してみましょう．落ち度はなく，飲酒運転も居眠り運転も，速度違反も，他の違反もしていなかったとしても，周りで「あいつは酒が好きだ」とか，「会議でよく寝ている」とか，「けっこう飛ばすのじゃないか」などと噂されることは，はなはだ迷惑であることが容易に想像できるのではないかと思います．

7）医事紛争の当事者になること

紛争の当事者になることについては第６章でもふれましたが，医事紛争の当事者となることはたいへんなことです．

医療は密室の中で行われています．また，示談交渉の細かい内容は，良くも悪くも公開するような性質のものではないでしょう．また，たとえ裁判になったとしても，裁判は公の場で行われるとはいうものの，民事裁判の場合，互いの主張や反論は，「準備書面」という書面で提出されるわけで，いわば当事者間の「交換日記」のように進められるため，傍聴に行っても細かい事情までは知ることができません．証拠調べの段階で，当事者尋問や証人尋問がなされると，ある程度の様子はうかがえますが，争いのある部分が中心となりますので，やはり当事者以外には，はっきりしたことはわかりません．

また判決も，裁判の結論部分である，「～万円払え」とか「請求を棄却する」といった内容などが書かれている主文のみが法廷で読まれる場合が多いので，細かい事情は判決書の閲覧請求をしない限りわかりませんし，また，第三者に対しては内容に制限がかかる場合もあります．これは，逆に言えば，当事者の側からしても，細かい事情までは，同じ医師の間でさえも理解してもらえないということでもあります．ましてや，新聞で読んだだけでは，なおさら本当の事情はわかりません．つまり，基本的には裁判になった場合に，社会全体に発信されるのは，結論だけといっても差し支えありません．

社会全体からみた医事紛争の当事者とは，サッカー競技場で危険なプレーをめぐって笛が吹かれ，言い合っている選手同士のようなものです．

周りの認識は，「A チームの選手が倒れているので，B チームの選手が危険なことをしたのではないか」という点から始まり，審判が，B チームの選手に退場を命ずると，「やはり，B チームの選手が悪質な反則をしたのか」という結論に収まります．詳細はわからなくても，たいていの観客は，そう解釈してしまうわけです．

したがって裁判の経過中，わかってもらいたい特殊事情や背景があったとしても，そのことをマスコミが正確に取り上げてくれない限り，社会全体には判決だけしか発信されないということを知っておく必要があります．そして一般的には，医師に同情すべき事情は，たとえマスコミに取り上げられたとしても，その読者には言い訳として理解されることも多いのです．

8）弁護士とのやりとり

すべての医師は「患者を助ける」という 1 つの目標に向かって，連携して動いていますので，患者はどこの病院で診てもらっても，それぞれの病院で診てくれた医師は，そこでの自分の主治医として，自分にとって有利な判断をしてくれるものと思って間違いありません．そういうわけで，医師の多くは，病院の顧問弁護士，保険会社の顧問弁護士のいずれもが，「自分の主治医」であるような感覚に陥ってしまいます．

しかし，先に述べたとおり，病院や保険会社の弁護士は，相談には乗ってくれるものの，依頼者である病院や保険会社にとって有利な判断をするのがその任務であって，必ずしも，医事紛争の当事者となった医師にとって有利に動いてくれるわけではありません．病院や保険会社の弁護士が当該医師からいろいろなことを聴取するのは，主治医が患者に問診をしているのとは違います．厳密にいえば，それは，彼らは当該医師を診察している（の相談に乗っている）のではなく，自分の患者（保険会社や病院）の治療のために，当該医師から情報を集めているにすぎないということです．とはいえ，実際的には利害が重なる部分が多いことや，事件が解決した後にもそれぞれの関係を維持するという観点から，たいていは，お互いが協力して動くことが多いわけです．その意味では，病院の弁護士とも保険会社の弁護士とも，間接的な依頼人のような関係になる面もあります．それゆえ，このような立場の違いは忘れられがちですが，頭の片隅にはいつも入れておく必要があります．

また，紛争はもともと人為的な事件ですから，その目指すところは，依頼人が納得するところです．医療の場であれば，助かる患者は，たとえ家族が，別に死んでもかまわないといっていても，助けなければいけないわけで，そうしないと人道的な問題もありますし，社会的な非難を浴びます．しかし，紛争の場合には，「早く済むならある程度の解決金を払ってもいい」と依頼人が言えば，弁護士の仕事はそういった決着に向けて進められる面があります．ということは，やはり，本当はそうでなくても，医療過誤があったというかたちにして解決するということさえもありうるわけです．

医師の立場からすれば，「その弁護士はおかしい」と思うかもしれませんが，紛争の解決は，依頼人が納得するところを目指すわけですので，保険会社の弁護士は，保険会社が納得してくれれば任務を正しく果たしたことになるわけです．つまり，病院としては，そのような場合，こちらから，こういう方向で解決してほしいと保険会社に積極的に働きかける必要があるわけですし，同様に，当該医師は，自分の求める方向と異なるかたちの決着に向かいそうな場合には，自らも，自分の弁護士に相談して，病院や保険会社に働きかけてもらう必要があります．

もっとも，弁護士との関係は，主治医との関係によく似た面もあります．基本的には，こちら側の弁護士に対しては，重要なことはすべて話しておくべきです．もちろん医師と患者の関係と同様，何もかもを話す必要はありませんが，紛争の解決に関係してくる重要なことは話しておく必要があります．医師が治療を開始しようとしたときに，「実は隠していたんですが，こんな症状もありました」と言われると，治療を躊躇してしまわざるをえないように，弁護士も，後になって重要なことを告げられたり，それは嘘だったと言われたりすると，事件の解決に向けて積極的には動けなくなってしまう面があります．このような信頼関係は，紛争の解決（治療）においても重要となってきます．

治療に協力的な患者の治療には，どうしても力が入りますが，弁護士も同じような面があります．完全に弁護士まかせでは，高い弁護士費用を払えば別ですが，弁護士も大きくは動いてくれませんし，実際に，医事紛争では，そうしないと弁護士も動けない面があります．

また，多くの患者が主治医に対してそう思うように，当事者となった医師も，弁護士が自分の事件だけを担当してくれているような錯覚に陥りやすい面がありますが，弁護士は多くの事件を抱えていますので，どこにゴールを設定するかにもよりますが，自分の事件ばかりを考えてくれるわけではありません（それは無理な願いです）．紛争においては「意識不明であった患者が，気がつくと医師の懸命な治療によって回復していた」というようなことはなく，自分で弁護士とのやりとりを継続的に行い，働きかける必要があります．

9）医事紛争の解決
—どこにゴールを置くか，60点を目標に，40点でも最善なら…

すでに人が亡くなってもめ始めているという場合に，医師はどこを目指すべきか（どうなるように心づもりをするべきか）ですが，大きな問題が現に起こっている以上，100点満点の解決は，基本的にはないということです．実際，医療過誤があったような場合には，すでにその時点で，満点というか，とることが可能な最高点は60点程度になってしまっている，いや，過誤の程度によってはすでに満点は30点になってしまっているかもしれません．大切なことは，こういう事態に陥ってから見かけ上の100点を目指さないということです．その時点で，この程度に収まればよいほうだという見極めをして，欲張らずに，最善の決着に向かって誠実に努力をしていくということです．

当事者としては，「もし，訴えられなければ，それで済むのではないか」という考えが頭をよぎるかもしれません．遺族の誤解からもめていて，疑いが晴れたような場合にはそうかもしれません．しかし，本当に医療過誤があったとすれば，それをもって100点ということもできないのではないかと思います．なぜなら，遺族にそのしわ寄せがいっている，正確には，一時的にいっているにすぎないからです．医療過誤で患者が死亡したときに，そのまま隠ぺいすれば，たしかに，今日は，見かけ上は（医師にとって），100点の解決かもしれませんが，そもそも，そこには無理があるわけです．後日，明らかとなれば，30点はおろか，0点としての社会的評価や制裁を受けることになります．そういう場合には，確実に40点程度を目指して誠実に取り組んでいれば，誠意も伝わり60点程度に収まる場合もあるというところが，最もよい線（満点）ではないかと思います．

私が言いたいのは，事件や事故では，すでに大きなものが失われているわけですから，100点を目指すということは，もはや現実からかけ離れた目標になってしまっているということです．状況を把握して，「可能なる最善」を目指すべきだということです．たとえて言うならば，ゴルフで，グリーンを越えてバンカーにボールを沈めてしまったなら，そこから一発で入れることを目指すのではなく，確実に3打で，万一うまくいけば2打で入れるというような目標を立てないと，さらに悪い結果を招くということです．

究極的には，自分は悪くなかったような場合でさえも，いったん医事紛争ともなれば，たとえ経済的，名誉的な損失をほとんどゼロに抑えることができたとしても，少なくともかなりの時間を失うわけです．また，失う時間を抑えようとすれば，今度は，経済的，名誉的な損害を受けてしまうかもしれません．残念ながら，自分は悪くなかったといってみたところで，少なくとも，運は悪いわけですから，何か悪いものがある以上，やはり満点は80点が限界でしょう．

このようなことが理解できていないと，裁判においても，当事者となった医師は，弁護士がちゃんと仕事をしていないというような印象をもってしまうかもしれません．しかし，このような考え方は，社会的な問題を解決するうえではたいへん重要です．いや，社会的な問題だけでなく，医療の場でも実は当てはまります．臨床医の多くも，「この病気が発症したからには，完全に健康を取り戻すことができない（100点にはもうならない）けれども，それに合った生活をしていれば，生活の質をある程度（60点）に保つことができる」というよう内容を，配慮しながらではありますが，いつも言っているでしょう．あるいは，「残念ながら，～を切断せざるをえない（30点）が，それが唯一助かる方法（満点）です」ともいう内容の説明もしているでしょう．構造的には似たような発想でも，自分と専門が違うと，そして，立場が違うと，つまり，言うほうと言われるほうでは，受け入れやすさは違うということかもしれません．

裁　判

医事紛争のすべてが裁判になるわけではなく，示談で解決する場合もあれば，裁判所の調停や弁護士会や一部の医師会が行っているADR（Alternative Dispute Resolution：裁判外紛争解決制度）で解決する場合もありますが，ここでは，裁判を中心に思うところを述べます．なお，私見ではありますが，医療過誤事件については，犯罪に相当するような故意や，未必の故意に相当するような看過しがたい悪質な事案以外は，刑事裁判にはなじまないと考えていますので，ここでは民事裁判について述べます（一部の関連事項については「2章 法的責任」・「付章 COLUMN 3～7」参照）．また，本書は，医療関係者にできるだけわかりやすくするために書かれたもので，法律家のために書かれたものではありませんので，できるだけ大まかな表現を用いて，平易に書いています．特に本項では，法律の専門家からすれば，一言言いたくなる部分もあるかもしれませんが，その点はご容赦願います．

1）裁判の受け止め方

不幸にして，裁判になったときについて考えてみましょう．たしかに，裁判の当事者となることはたいへんなことです．「不幸にして」とは言いましたが，裁判は，法律という社会的なルールに基づいた紛争解決を目的とするプロセスですから，ある意味では，まだ，よいほうだとも言えます．人が亡くなっているという重大なことが起こっているなかで，遺族が，自分なりの「医学的判断」に基づいて，自分の「ルール」によって自分で「きっちりと方をつけさせていただきます」（解決する）と言ってくるよりは，少なくともよいのではないかと思います．

物騒なことを言うようですが，私自身，これまで多数の事件をみてきた経験からすれば，自分の解釈で，自分のルールで行動し，不幸な結果（私的制裁）にいたる場合が，もちろんまれではありますが，世の中にはあるということです．そして，そういった場合，残念ながら，事件の被害者も，そして加害者もまた，とてつもなく不幸になるということです．

その意味では，すでに示談交渉がまとまらないというような状況であったならば（それ自体は不幸な経過かもしれませんが），裁判になったということは，遺族にとっても，医師にとっても，よかったともいうことができます．裁判になれば，相手方が勝手な判断や思い込みによって実力行使をするわけではなく，法律に則って，「判決」が出され，また，それまでに弁明ができる場が与えられるという面があるからです．

2）訴訟の流れ

細かい話はいたしませんが，民事訴訟の大まかな流れを簡単に述べます．

まず，始めに，示談交渉が不成立に終わったような場合に，あるいは何もなくて，ある日突然に訴状が届くわけですが，万一，この時点で弁護士がついていなければ，すぐに相談する必要があります．訴状によって「訴えの提起」がなされるわけですが，それには，当事者（原告とその法定代理人，被告がどこの誰か），請求の趣旨及び原因（どんな医療事故があったから，どれだけの金額を払えという請求内容）などが書かれています．

続いて「審理」といって，訴えの内容について，事実関係や法律関係が正しいかを明らかにしていきます．口頭弁論といって，裁判所が当事者から，互いの主張（や反論）などの言い分を直接聞きながら進めていきますが，実質的には，口頭弁論に先立ち提出される，主張内容について詳しく書かれた準備書面という書類を通して行われます．訴状を受け取ると，被告は答弁書（訴えに対する最初の反論としての準備書面）を出して，「請求を棄却する」旨や，訴状の中で主張されている個々の事実について，「認める」，「認めない（否認する/争う）」または「知らない（不知）」かを，記載します．「認める」という場合以外の2つは，実質的には争うことになります．これ以外に，ある事実については特に触れない，つまり「沈黙する」という選択肢もありますが，裁判の場では，基本的には認めた形になります．細かいことはさておき，ここで認めた内容は，判決の基礎となる，当事者で「争いのない事実」となってしまいます．

答弁書が出されると，争いのある事実に関して，審理を続けます．当事者は互いに，主張や主張する事実を証明するための証拠，医療訴訟の場合には，診療録や看護記録，X線・MRI・CT写真や，文献，証人，当事者の陳述，私的鑑定書などを提出します．そして裁判所が，証人，（私的）鑑定人，当事者を尋問したり，あらたに裁判所が選定した専門家による鑑定を行ったり，提出された文書を閲読したり，直接，現場の状況を調べたりするなどして，「証拠調べ」を行います．そして，弁論終結にいたると，「判決」が言い渡されますが，判決書が送達されてから2週間以内に控訴しなければ，一審での判決が確定します（控訴審以降のことについては，いずれにしても，その時点では，すでに弁護士との相談を重ねているでしょうから，省略させていただきます）．

なお，請求を被告が認めたり，原告が請求を放棄したりした場合や，裁判所が和解勧告を出して，和解が成立した場合には，調書が作成され，確定判決と同じ効力が生じます．

3）民事裁判における裁判所の姿勢 —裁判所は誰の味方もしない公平なところ

民事裁判においても，裁判官は，専門家として，国民の権利が守られるように，法律に基づいて「適正」な判断を行うために努力しています．しかし，医師からみると，納得がいかない点もないではありません．「なんで，こんな（医学的には）理の通らない訴えを，裁判所は取り上げるんだ」とか，「こんな（医局のカンファレンスでは）当たり前だったことを，説明しなくてはいけないんだ」などという不満をよく耳にします．これについてまず考えてみます．

(1) 裁判官は救いの神様ではなく公平な神様

判決は，「社会的」には，「絶対的なもの」ですので，当事者となった医師からみれば，裁判官は「神様」のようにすべてをみてくれて，「正しい」判決を出してくれる存在のはずだとか，そうあるべきだということになります．しかし，残念なことに，裁判官は，そういったイメージの「神様」からはかけ離れた存在です．自分（患者）のことを気にかけてくれて，できるだけ有利に取りはからおうとしてくれているという点では，むしろ，医師のほうが，（当事者を救ってくれる）「神様」に近い（もちろん，そうではありませんが）かもしれません．

医師は，入院中に，患者の異変に気づいたならば，患者から訴えがなくても，それを解決すべき問題としてとらえます．また，患者から申し出がなかったような事柄であっても，診断上，重要なものについては，医師のほうから積極的に聞き出します．そして，診断をするうえでの客観的証拠を集めるための検査についても，患者から要求がなくても（同意はとりますが），医師の判断で行います．このように，医師は，患者を診察して，その患者が最大に満足できるように，こちらから働きかけて，できる限りのことをして判断するという考え方に埋没して，日々の診療に励んでいるわけです．

しかし，民事事件を担当している裁判官の場合，扱っている事件（症例）の当事者（患者）は一人ではなく，対立している原告と被告ですから，一方の当事者が有利になるように努力することは，他方にとって不利な扱いをしていることになりますので，そのようなことをしてはいけないことになっています．裁判官は，苦しんでいる一方の当事者をみても，その当事者だけを救う「神様」にはなりえないわけで，しいて言えば，どちらの味方もしない公平な「神様」なのです．

(2) 民事裁判の基本原則

民事裁判では，「処分権主義」といって，「訴えるか否か」，「何について訴えるか」，「どういう紛争処理（請求の認諾や放棄・和解・判決）」を求めるかについて，裁判所は，当事者にまかせることになっています．つまり，国が，「あなたは被害にあっているようだから，訴えなさい」とも言わないわけで，これは医療事故の当事者となった医師にとっては，ありがたい面もありますが，逆に（医学的には）変な訴えであっても，いちおう体をなしていれば，いったんは事件として取り扱うわけです．また，「もっと損しているから多額の請求をしなさい」と，遺族をけしかけたりもしませんが，医師がやむをえず，かなり損な条件での和解に応じたとしても，「そこまで払わなくてもいいのでは」とは言ってはくれず，「仲直りされてよかった」というスタンスだということです．

また，「弁論主義」といって，①当事者から主張されていない事実は判決の基礎とできず（その事実の存在が有利に働く側にとって不利となる：主張責任），②当事者間で争いのない事実は，そのまま判決の基礎とする，③争いのある事実の認定は当事者が出した証拠によってのみ行うという原則があります．つまり，裁判所のほうから，勝手に調べて判断したりはしてくれないし，してはいけないことになっています（ただし，裁判官は当事者の主張がはっきりしない場合に詳しく訊くことはできます：釈明権）．また，たとえ，たまたま裁判官が知っていたことであったとしても，当事者から主張されていないものを勝手に判決の基礎としてはいけないということです．実習中に話していて，たいへんよく勉強している学生であることを知っていても，口頭試問で，何も答えなければ，「この学生はよくできる子だから，合格にする」というのは不公平なのでしてはいけないということです．したがって，遺族側の主張が詭弁のようなものであったとしても，それに対しては，証拠を伴って的確に反論していく必要があるわけです．

裁判では，判決に影響を与えるような大切な事実については，自分に有利になる側に，それを立証する責任があり，できなければ不利に扱われます（立証責任）．たとえば，ある薬を間違って投与した後に患者が死亡したような場合，その薬の毒性が低い薬であれば，遺族側が誤薬によって死亡したことを立証する必要があります．しかし，逆にかなり死亡する可能性が高いような薬の場合には，遺族側は，量にもよりますが，投与されたという事実を示せばいいわけです．この場合，医療側が，誤薬が死亡の原因ではないという反論を通すには，誤薬とは関係のない，他の死因の存在を示す必要があります．

なお，最初から反論しない，つまり訴状を完全に無視して答弁書も出さないとすればどうなるかというと，こちらの言い分がないわけですから，そのまま相手方の主張が全面的に認められ，敗訴することになります．これは，訴状に書かれた内容が，身に覚えのないものや，医学的には理の通らないものであったとしても，そうなってしまいます．こんなことを学生に言うと，「裁判所は，けっこう，むちゃくちゃなところですね」と言いますが，裁判所は，国民を公平に扱う必要がありますので，訴状の内容が形式上整っていれば，それについて調べることになります．裁判所は，良くも悪くも，調べる前から，当事者を「良い人（正しい人）」とか「悪い人（間違っている人）」というように決めつけたりはしない，「公平」な機関だということです．そうすることによって，立場の弱い人の人権を守ることができるというわけです．また，いったん訴状が裁判所から届き，それを無視するということは，とんでもない相手であろうが，その相手を無視することだけではなく，国民の権利を守る裁判所を無視したことにもなってしまうわけです．裁判に続けて欠席したりした場合にも，裁判の制度自体を成り立たなくさせたり，迅速性を妨害したりすることにもなりますので，やはりペナルティーが課せられ，基本的には敗訴してしまいます．

4）民事裁判のゴールはどこにあるか―社会的紛争の解決

訴訟の流れや法的責任の考え方や基準については本章および第2章で，すでに述べたとおり（付章 コラム3～7も参照）にとどめ，以下，私が医療事故の民事裁判について思うことを述べてゆきます．なお，理念と現実のずれという点もさることながら，私の印象に基づく，若干の私見が入っている点をお断りしておきます．

まずは，医師の側からすれば，「どうして，こんなに（医学的には）理解できない判決になるんだ」という場合について考えてみます．

専門的な細かい議論を抜きにすれば，民事裁判は法的なルールに則って，私的紛争の解決を目指すものといえます．裁判官が担う仕事は，私的紛争の解決，それは，まさに「社会的紛争」の解決だということです．民事裁判では，訴えがあって，争いのある事実について審理を行い，審理が終結すれば，判決が出るということになっており，裁判官は法律に則って進めますので，「正しい」結論としての判決が出ることが期待されます．しかし，民事裁判を扱う裁判官に課せられた包括的な任務は，科学的に判決を出すことではなく，社会的に紛争を解決することです．科学的でないと言われると，裁判官としては不愉快かもしれませんが，それは，良くも悪くも，社会的背景や，社会的事情を考慮するという意味です．それは，杓子定規に法律に当てはめて，誰がやってもまったく同じ判決を出すようなことではありません．

紛争を解決するということは，民事裁判の場合，双方の当事者が納得するということです．そして納得するということは，いちおう，便宜上，双方の合意が得られるということ，つまり，請求の認容，放棄もさることながら，基本的には和解が成立したり，双方とも控訴せずに判決が確定したりするということになります．もちろん，そういった場合でも，当事者の双方が「満足している」というわけではありませんが，いちおうは「納得している」ということになるかと思います．また特に，和解が成立した場合には「当事者たちで納得したから和解した」という位置づけになりますから，裁判所は，そこにいたった理由を示す必要もありませんし，その内容について，非難されることもないわけです．

なお，民事裁判では，「当事者が納得すれば」とは申しますが，判決の場合，その内容が法律に則っており，これまでの判例からずれたものではないこと，つまり，基本的には「社会的に納得が得られるもの」でもあることが要求されます．

裁判官は，このような難しい課題を与えられているわけで，このような点をうまく調整して，法律に則って判決を出さなければいけません．裁判官は医学の専門家でないのに，医療裁判をするのはおかしいという意見もありますが，紛争の解決は，社会的な仕事であって，医学的な仕事ではないので，やはりその専門家は裁判官ということになるわけです．

ただ，どうしても，社会的紛争の解決というところに力点が置かれ，しかも，その道具は法律ですから，医学的な判断の部分までもが，裁判所という，院内のカンファレスとはまったく別の土俵に引っ張りだされて決定されていってしまう面があります．

うまく紛争が収まるということは，必ずしも，科学的というか，理論的に正しいということではありません．たとえば，お祭りで，綿菓子をもった子供が，いきなり中年の男性にぶつかってきたとします．そして綿菓子が落ちてしまって子どもが泣き出し，泣き止みません．すると，近くで見ていた祭りの顔役が，「かわいそうだから，小さな飴でも買ってあげなよ」とこの中年男性に言って，子どもには「坊や，気をつけて歩くんだよ」という感じです．

これと似た「思い」があるかどうかはよくわかりませんが，ほとんど過失がないような事案でも，説明が不十分だったという理由で，30万円程度の損害賠償が認められて，話がまとめられる場合があります．丁寧に説明をしたと思っていた医師にとっては，あまり愉快な判決ではありませんが，紛争をまとめるという意味では，それなりの意味はあるかもしれません．

5）医療側が納得できないような責任を問われる判決と制度的な問題

もちろん，非常に気の毒な患者や遺族がいることは事実ですので，そういった場合には，十分な賠償がなされる必要があります．しかし，ときとして，医学的にはあまり大きな問題はないように目に映る場合でさえも，高額の支払いを命ずる判決もみられるようです．

このような判決を出した裁判官を，「とんでも裁判官」と医師の多くは嘆くばかりですが，これは，医学的には，受け入れがたい判決を出してしまう裁判官だけの問題ではなく，むしろ制度的な点に問題があるのではないかと思います．というのは，裁判官は，社会の常識というか，社会的な風潮を完全に無視して判決を出すことは，実際的にはできません．そして，現在，医療に対する過剰な要求が，社会的に容認されるようになってきていますが，この点に大きな問題があります．そういった社会的背景のもとで，医学的知識が不十分であることも手伝って，医学的常識には縛られずに，一方では，紛争の解決を目指すという面には強く縛られながら，裁判を進めざるをえないとすれば，結果的には，一般市民は「被害者が救済された」と社会的な満足をしても，医療側にすれば「加害者にされてしまった」と医学的には受け入れがたいような判決が出てしまう可能性が考えられます．

なお，和解にいたらず，判決まで結論が持ち越されたもののなかに，遺族がどうしても納得しないというケースが比較的多く含まれている可能性があるという点も，考慮する必要があるかもしれません．

6）裁判所では医師は一当事者にすぎない

医師は病院のなかでは，重い責任を課せられていることと引き換えに，専門家として尊重されて立場が守られおり，強い糾弾を受けることがほとんどないので，自分たちを正当化する理屈を考える能力が低い面があります．ましてや，自分たちが述べたことが，誤解されたり，曲解されたりするということはほとんど想定していません．それなのに，いったん裁判になり，病院という世界から，裁判所という土俵に引きずりだされて，「公平」という観点から，遺族側と，いろいろな点で「対等」の扱いを受けることになります．いや，実は，専門家としての責任を背負わされたまま，そして，多忙な業務を継続しながら，「対等」に戦わなくてはならないことになるわけです．

すでに述べたように，裁判所では，自分たちにとって有利なこと，不利なことではその扱われ方が違います．全体としては，まとまった医学的な経緯を述べたつもりでも，裁判所では，それがバラバラに分解され，相手方にとって有利な面だけが抽出されてしまいます．そして裁判官の質問も，「そのとき，手術をしていたら助かったでしょうか？」というような断片的な質問で，「助かるところ，手術をすることなく死亡させた」という結論にもっていかれるような場合があります．しかし，実際には，そのときに得られていた情報だけでは，手術をする必要があるという判断ができたかという問題がありますが，そういった部分が切り捨てられてしまう可能性があります．

医師は，全体の流れのなかで，どのような部分を特に強調しておく必要があるかを頭に入れておく必要があります．そもそも，素人は，イメージで判断するという面があります．これは，素人向けの薬のコマーシャルに，正確な作用機序の説明が出てこないということを思い浮かべると，よくわかるのではないかと思います．「全身状態はよかったのに，すぐに手術をしなかったから，こんなひどいことになった」と言えば，医師がかなり悪いという印象になります．しかし，実は「全身状態がよかったので，すぐさま手術をすべきであると判断する根拠が当時は乏しかった」という面もあったかもしれません．そうしているうちに「こんなにひどい」という点をさらに強調してくると，いつのまにか手術適応の有無の話などは抜け落ちて，全体としては，「医師のせいでこんなひどいことになった」という強いイメージができあがってしまうわけです．

とにかく裁判所では，「私はちゃんとやっている医者だ」と言って納得してもらうことはできないということです．医師は，納得していない人，いや，納得したくない人たちを納得させる専門家ではないことを自覚して，弁護士から知恵を借りる必要があります．

7）専門家の意見—鑑定書の問題点

鑑定には，当事者からの申出により，裁判所が指定した中立な第三者によって行われる，いわゆる「鑑定」と，そうではない，一方の当事者から依頼されて医学的な意見を述べた「私的鑑定」があります．後者は，裁判においては，当事者からの主張という位置づけにあります．

私的鑑定書であろうと，基本的には，公平な視点で書かれていなくてはなりませんが，なかには，医学的知識を道具として，かなり一方的な主張として書かれたものもないではありません．このようなものも，やはり，専門家である医師が書いているわけですが，医学的には素人である裁判官の判断を惑わす結果となる可能性があるため，専門家である医師としては，慎まなければいけません．

しかし，そういった私的鑑定ではなく，本当の「鑑定」においても，問題点がないわけではありません．鑑定の多くは，大学や大きな病院の医師に依頼されるケースが多いため，そういったスタッフや設備の整った施設ではじめて可能な高い水準に基づいて書かれている場合があります．また，対象となったような事例では，「どうすれば助かるか」を思考や工夫を凝らして，一生懸命考えるのはいいのですが，それが，「どうすべきだったか」というような表現だけになり，あたかも過失があったように解釈されてしまう場合があります．しかし，何日も考えたうえでの結論を，搬入されてすぐの患者を診てすぐに導き出せたでしょうか．このような鑑定は，院内で医療の向上を目指すための勉強会であれば理想的かもしれませんが，別の土俵に持ち込まれ，議論の主題が変わったときに，間違って解釈されてしまわないように，鑑定人は，その表現を十分考慮する必要があるのではないかと思います．鑑定が依頼された目的を考えれば，少なくとも「どうできたか」について十分に記載しておくべきではないでしょうか．

このような問題は，鑑定書だけなく，事故の調査報告書にも存在します(付章「死因や事故原因の究明とその解釈」参照)．

8) 医師は裁判をみている人にどのように映るか

殺人事件の傍聴に行ってみると，法廷の中には丸刈りにして神妙にして座っている被告人がおり，傍聴席には険しい顔をしている被害者の遺族がいます．傍聴人の多くは，被害者につけられたひどい傷を直接見ることはできませんので，被告人の今の姿だけを見て，この人は，「本当はいい人じゃないか」と思ってしまうわけです．そして，今も厳しい目つきをした被害者の遺族を見て，怖い人たちだと思ったりもするわけです．

こんなことは，善良な医師には関係ないではないかと思われるかもしれませんが，裁判で注意しなければいけないのは，人は自分の目で見た印象だけで物事を決める傾向があるということです．上述のような力学は，反対方向にも働く場合があります．裁判の場では，人を死なせてしまった医師という点が，主題として取り上げられてしまっていますので，これまで一生懸命治療に取り組んできた姿は，外観的には，判断の材料には，まったく入っていないわけです．

医療過誤裁判の当事者となった医師が，裁判官から何度も同じようなことを聞かれて，不愉快な顔をしたり，患者側からの見当はずれな質問に対して，ばかにしたような態度をとったりすれば，そこだけをみられて，かなり印象が悪くなります．傍聴人が判決を下すわけではありませんが，マスコミにも悪く取り上げられる可能性があります．同じことを聞かれたら，誠意をもって，同じことを答えればいいわけであり，もう少し言うならば，より丁寧に答えることが大切です．怒ってしまったりすると，誰が見ても「ひどい医者」に見えてしまいますし，裁判の場を乱したということで，裁判官からも「イエローカード」が言い渡されるような扱いを受けてしまうことがあります．巧みな弁護士は，医師のこのような弱点をうまく突いてくる場合があります．裁判の当事者は，失礼なことを言われたとしても，いつも，問題の解決に協力的でないといけないわけです．

なお，遺族側が感情的になった場合には，医師とはまた別の解釈が成立します．この場合には，家族を失って，いかに気の毒かという解釈が成り立つからです．したがって遺族が怒っているからといって，医師も応戦すれば，立場が違いますので，医師だけが，「反則」をとられる可能性があります．

9）医療の専門性

「熱心に取り組むことと引き換えに，簡単な説明で自分たちの活動を社会に受け入れてもらう」，これは専門家に共通する常識であり，医師だけに限ったことではありません．一般市民には簡単に理解できないことを行っているのが専門家なのですから，この常識が認められなければ，専門家はたいへんです．ただ他の専門家と違って一般市民と深く接することが多い医師は，この常識に頼ってばかりはいられないことも知っておく必要があります．ここで注意しなければいけないのは，医師としては常識であり，わざわざ証拠として出すほどのものではないと思っていることが，裁判官を含め裁判所にいる人にとって，あるいは社会にとっては常識外である，つまり，文献などを用いて証拠としてはっきり示してもらわないと，認めてもらえないという場合があるということです．

裁判では，医療の内容という専門的なことが，医療の専門家でない人たちによって，別の目的に向けて判断されていくわけです．そのなかでは，専門家にしてみれば大切な事実が削り落とされてしまう危険性があります．同様の構図は，裁判だけでなく，近年，多くの病院が，経営という課題を課せられ，個々の医療が医療の専門的な内容ではなく，経営面の改善という包括的な視点から，評価されてしまう場合にもみられます．

医師は，裁判という制度の性質や実態を理解すると同時に，専門家として守るべき専門的領域は，しっかりと守っていく必要があるのではないかと思います．そしてこの問題は，裁判官自体に問題があるのではなく，構造的な問題です．医療の専門的な内容が，専門的でない土俵に引っ張り出されて，社会的に決定されてしまうことを防止するには，医学的な事実の部分については，医師会や学会などの公正な機関で責任をもって，適正・公平に決定するというシステムを，積極的に構築していく必要があります．また，社会全体の医療に対する正しい知識の普及は無理としても，正しい理解を目指した学校教育や，社会教育を進めていく必要があるのではないかとも思います．

10）裁判で勝つためにはエネルギーとサポートが必要

ここまで述べてくると，裁判に関する，いちばん大きな誤解は，「多くの人たちが，裁判は，いつも正しいほうが勝てると思っていること」だということに気づくでしょう．もちろん，たいていは正しいほうが勝つわけですが，これは，裁判所がときどき誤審をしてしまうというような話ではありません．頭に入れておかなければならないのは，多くの医師も裁判では「正しい」ほうが勝つと思っていますが，実際は強いほうが勝つというか，正しくは弱いと勝てないというのが現実です．裁判官は，真実を明らかにしてくれる主治医のような存在ではないので，弁護士という主治医，できれば，医療関係が専門の弁護士をつけなければいけないわけですが，そういった問題だけでもありません．

裁判とは，一言で表すと，双方が熱い湯に浸かって議論を続けるようなものです．いくらこちらの言い分が正当であると主張しても，湯が熱くて耐えきれなくなってくれば，負けを認めて議論の場から撤退せざるをえなくなるという面があります．

双方が湯に浸かってと言いましたが，現実は，双方の間で湯の温度も，体力も同じではありません．したがって，どちらが「正しい」か以前に勝負がついてしまうという場合もあるわけです．

たとえば，会社Bに3,000万円を貸していた会社Aが，その支払いを請求する裁判を起こしていたとします．しかし，会社Bは払うべき金額は2,500万円だといって譲りません．当然ながら，会社Aとしては納得のいかないところですが，実は会社Aは，今月中に2,500万円を別の会社に支払わないと倒産してしまう状況であったとします．そのような場合，会社Aに十分な資力がなければ，生き延びるためには，2,500万円という不本意な和解案を受け入れざるをえなくなることも出てきます．「商売ならそんなこともあるだろうが，われわれには関係ない」と思うかもしれませんが，医師の場合にも同じです．信用が第一である医師にとって，医療過誤にかかわる民事訴訟を抱えていることは，何かと不利に作用する場合が多いと言えます．

大学に勤務する医師が，民事訴訟を抱えたまま，教授選を迎えるのと，和解して迎えるのとでは，かなり結果が違うことは想像にかたくありません．同様に，個人開業医が，訴訟を抱えたまま，地域で医療を継続する場合にも大きな困難がつきまとってきます．この点では，大きな病院で，病院が医師をサポートしてくれているような場合には，比較的有利な条件となります．つまり訴訟を抱えているということが，医師としての業務の継続を困難にするような状況は，裁判を持ちこたえていくうえでは，決定的に不利であるということです．このような事態は，個人が訴えられたような場合には，さらに顕著となります．

多くの医療従事者をそのようなことから守るためにも，大学や医師会だけでなく，同僚医師も，当事者となっている医師に理解を示し，積極的にサポートしていく体制を構築していく必要があるのではないかと思います．

11）裁判の結果がもたらすもの

そして，もうひとつの困った誤解は，いつも勝ったほうが正しかったと周りの人たちが信じ込んでしまうところにあります．これは社会的には，国家による最終判断が下されているわけですから，仕方のないことですが，問題は，それが遡ってそれまでの行動の評価にも適用されてしまうというところにあります．つまり，当事者であった医師が，裁判に負けて過失があったという判断がなされてしまうと，「過失があったのに謝っていない医師」にされてしまうわけです．たとえ，本当は問題を起こしていなかったとしても，問題を起こしてしまった医師というレッテルを，医師の間ではともかく，社会に貼られてしまうことになります．

当事者である医師が最も傷つくのは，大きく負けるということもありますが，医療側に大きな問題はなく，負けるはずのない裁判で負けてしまうということです．つまりこれは不当な評価を受けるということであり，大きな精神的負担となります．その意味では，問題がないから，裁判には勝てると安心するのではなく，だからこそ絶対に勝たなければならないので，できるだけ周りからサポートを得て，大きなエネルギーをつぎ込まなければいけないということを頭に入れておく必要があります．

12）裁判による紛争の終結

いちおう，裁判は紛争を解決することを目的としていますが，裁判によって解決するというよりは，本当のところは，いちおうの決着がつくということではないでしょうか．つまり，社会的なルールに基づいて，いちおう紛争に終止符が打たれるということにすぎません．

裁判の途中でもそうですが，医師自身が相手を非難したり，論破したりするのはあまりいいことではありません．その場合，裁判には勝っても，新たな確執が残ります．

裁判は戦いであるというのも，正しい面はありますが，理想的にいえば，本来の目的は，議論に勝つということが目的ではなく，説明して納得してもらう場です．したがって，医師自身が相手を積極的に攻撃することはあまり賢いやり方ではありません．主張することは，弁護士に主張してもらうのがよいと思います．医師は，裁判に勝つことも大切ですが，最も大きな痛手は，医師としての思いやりを欠いた行動をとってしまうことです．過失の有無に関係なく，亡くなった相手や遺族への思いやりを忘れないことが，何よりも大切です．

紛争について長々と述べてきましたが，医師は，医学的な問題の解決の専門家であり，本格的な社会的紛争を解決する能力は高くないということを，知っておく必要があります．また，納得のいかない人に対して説明することも，あまりうまくありません．セールスマンは，顧客に納得してもらって何らかの商品を購入してもらう場合，相手をほめたり，商品の利点をアピールしたりするわけですが，医師は相手を納得させようとして，自身の正当性ばかりを強調してしまいがちです．私を含めてですが，医師の仕事では，本人の学識もさることながら，所属する組織や肩書きが信用の礎となり，患者との信頼関係が築けているということを，いま一度考えてみる必要があるかもしれません．いや専門家はすべてそうです．しかし，いったん専門家の囲いの中から外に引っ張り出されてしまうと，そうはいかないということを知っておかねばなりません．

終　章

安全な医療を目指して

医療事故と医事紛争について，思うところを長々と述べてきましたが，最後に安全な医療を目指した取り組みについて考えてみます．すでに多くの優れた医療安全対策マニュアルや事故防止マニュアルが作成され，インターネットなどでも公開されていますので，詳しい内容についてはそういったものをみていただくこととして，ここでは，総論的な理解を深める話をしたいと思います．

事故対応と再発防止

1）事故が起こったら

立派な医療安全対策マニュアルのすべてを，全職員が熟読していることは理想的ですが，多忙な業務を遂行している全職員に，それを徹底させることは現実的には難しいのではないかと思います．しかし，各部門の管理者は，少なくともそこで扱っている関連業務の部分に関しては，マニュアルの内容を十分に理解させておく必要があります．

こうやって，事故を防止することが最も大切ですが，病院の全職員が，もうひとつ常に頭に入れておかなくてはいけないことは，事故（というか，何か不具合）が起こった直後に，どうするかということです．なぜなら，あっという間に時間が経ってしまい，取返しのつかないことになったり，また，最初の事故自体はたいしたことがなかったのに，あわてて間違った対応をして，格段に大きな事故になってしまったりするからです．

とにかく，まず，いちばん大切なことは，最初に的確に対応することです．もちろん，一段落して以降のことについても知っておくべきではありますが，そこまでこぎつけることができれば，マニュアルを見たり，他の職員がアドバイスをしたりすることにより補完することも可能です．

難しい処置をする場合に，うまくいかなかったときに備えて準備をしておくとか，応急処置をイメージしておくことは重要です．また，行う頻度の高い処置について，具体的に勉強しておくことも大切ですが，実際に各々の処置を行っている人の指導を受けることが，なによりも重要です．しかし，間違った薬を渡されて打ってしまったとか，固定してあり，外れるはずのないチューブを間違って外してしまったというような不測の事態に対応するためには，総論的な理解をしておく必要があります．

ここで大切なのは，たしかに，勢いよく出血しているような場合には，そこを押さえるような超緊急的な処置をする必要はありますが，「**とにかく，まず応援を要請する**」ことです．これは必要なものを持ってきてもらうとか，経験のある人の指示を仰ぐということもありますが，トラブルの当事者は，よく考えてみればできることでも間違った判断をしてしまう可能性があるという点においても重要なことです．

冒頭で述べました例と似ていますが，小児の挿管チューブが抜けてしまったような場合を考えてみましょう．すぐに，挿管し直せばいいのですが，気道に浮腫があったりすると，必ずしもうまくいかないことがあります．このようなトラブルに対して，1人で対応していると，「再挿管しなければ」という世界に埋没して，あっという間に時間が経ってしまうことがあります．もっとも，これは必ずしも1人ではなくても，周りに人がいても，助言が得られないような場合にも起こります．

ここで，とにかく「挿管チューブが抜けている」ので，「再度挿管チューブを入れなければならない」と考えることは常識的ですが，そう考えると，もし，再挿管が困難であれば，不具合の世界から脱却できなくなってしまう場合があります．この緊急事態で，なによりも早く解決しなければいけない最大の問題は，「このままでは呼吸ができなくなってしまう」ということです．そう考えると，再挿管を試みると同時（状況によっては前）に，バッグによる呼吸をしなくてはならないことがわかるでしょう．また，どうしても浮腫がきつくて挿管が困難であれば，径の小さなチューブをとりあえず入れておくという方法も考えられるでしょう．

緊急時の対応として重要なことは，「どうしたらいいんだろう」でもなければ，「ここがおかしくなっている」でもなく，「このままでは，～になる」という，合言葉が重要です．もちろん，「おかしくなっている」ところを直してすぐに解決できる場合も多々あるでしょうが，「このままでは，～になる」と考えるほうが，いろいろな対応が可能になるのです．

少し医療から離れますが，トンネルで車がパンクしたような場合を考えてみますと，すぐ解決しなければならない最大の問題は「タイヤがパンクしている」ことではなく，「このままでは追突される」ということです．であれば，ハザードランプをつけて，どうにか走行可能であれば，車をがたぴしとさせながらも，非常駐車帯や見通しの良い部分まで，制御可能な速度で走らせることが緊急の解決策であることに気づくのではないでしょうか（もちろん動かなければ，発煙筒を後方に設置したり，退避したりすることになるでしょう）．この例を考えてみれば，発生したトラブルの原因自体を修復することだけにとらわれていてはいけないということに気づくはずです．

2）誠実な医療機関としての初期対応─再発防止と紛争回避（緩和）に向けて

事故の対応で，最も重要なことは再発防止だとはよく言われますが，その大前提として，何が起こったかを明確にする必要があります．これは，すでに述べています，説明や謝罪をするうえでも重要になってきます．病院が事故自体の詳細を明確にしないことは，遺族が我慢しようにも，何を我慢したらよいかさえもわからないわけで，紛争の大きな原因となります．

事故発生後に，治療を最も優先するのは当然のことですが，現場を保存し，どのような対応をしたかなどの記録を残すことが重要です．これは医療事故に限らず，あらゆる事故に共通したことですが，この点をしっかりと押さえておかないと，事故の解明ができなくなってしまいます．また，医療事故の場合，航空機事故などと違って，現場を簡単に片づけてしまうことが可能ですので，現場が保存されていないと，たとえ解明できたとしても，遺族や社会からは，その結果が受け入れられなくなる可能性が出てきます．

できるだけ早く，遺族に説明し，必要があれば謝罪をすることも重要ですが，事態を正確に把握して，それに応じた対応をすることが重要です．あやふやな推論で話を進めてはいけないことは，すでに述べたとおりですが，患者が亡くなったとき，地域によっては，病死でないと判断された場合には，監察医や解剖医が死体検案書を書くことになる場合もあるでしょうが，事故の全容が明らかでない時期に，主治医が死亡診断書を書く必要がある場合も出てきます．

臨床医の多くは，前述したように，治療をすることに関しては，いろいろと考えて細やかな神経を使うのですが，いったん患者が死亡してしまうと，ときとして，簡単な推論で適当に死因を決定してしまう場合があります．社会的には，犯罪や事故が原因でなければ，「病死には間違いない」ということで，大きな問題にはなりませんが，医療事故が疑われているような場合には，問題になってきます．明らかな医療事故であれば，死因の種類の決定において，「1．病死及び自然死」と診断するわけにはいかなくなってきますし，おおよそ病死と考えられた場合にも，その記載内容によっては，医療過誤の可能性という点で，遺族ともめてくる可能性があります．推定しかできない場合には，「(の疑い)」などをつけるか，さらにわからなければ，「精査中」などとして，正確に発行する必要があります．生前の診断書でもそうですが，特に法的な問題が絡む場合には，いったん行った判断を変更するには，それ相当の理由がなければなりません．したがって，十分な理由がないのに推定を重ねた無理な結論を記載すると，後に正しい内容が判明しても，訂正することが難しくなってくる場合があります．この死亡診断書は，後に，民事訴訟になった場合，訴えの中心的な大前提となる証拠物件になりますので，きっちりと記載しておく必要があるのです．

なお，遺族に配慮して十分に説明をしたとしても，最終的には，遺族は，遺体と死亡診断書だけを手渡されるわけですから，やりきれない思いのなかで，死亡診断書を何度も読み返すことでしょう．

「遺族は，死亡診断書を読んでもあまりわからないだろう」と考える医師もいるかもしれませんが，もし，そのように考えて，乱雑に記入する医師がいるとすれば，それはきわめて愚かなことです．本当に読んでもあまりわからないとすれば，遺族にとって，丁寧に記入しているか，そうでないかだけが，医療の内容を判断する手がかりとなってしまいます．またそれは微妙に，患者が亡くなっていることをどう思っているかを反映したものであると解されることでもあります．さらには，遺族がいろいろな人に相談するときも，基本的には死亡診断書を見せることになるでしょう．そもそも，死亡診断書は，患者の人生最後の診断書になるわけですから，患者本人にも遺族にも配慮して，丁寧に記載するべきものです．熱心に診療してきたつもりでも，このような最後の配慮がなければ，裁判所で怒ってしまう医師と同様に，厳しい評価を受けることになります．

最も配慮すべきは遺族ですが，このほか，重要なこととしては，保険会社や弁護士への連絡や，院内での初期調査，また，医療事故であると判断されれば，医療事故・調査支援センター等への届出が必要になります．そして，当事者となった医療従事者の精神的ケアや，場合によっては，担当業務の負担の緩和などの配慮も必要となります．

また，過失の大きさと結果の重大性を考慮したうえで，必要性があると判断される場合には，公表をしなくてはいけません．この場合，遺族の説明と同様，遺憾の意や内容によっては謝罪表明をする必要があります．なお，不正確なことを言ったり，誤解や曲解される可能性のある表現をしたりすることは避けなければなりません．

3）死因究明─事故発生状況の解明と（狭義の）死因究明

遺族への対応をするにも再発防止を検討するにも，まず，何が起こったかを解明する必要があります．この事実の解明のプロセスは，「死因究明（広義)」という言葉でよばれていますが，もう少し詳しく申しますと，事故発生状況の解明と，死因究明（狭義）からなります．目的が，再発防止であれ，紛争の解決であれ，この両者を進めるにあたっては，法医学的視点が重要となります．これは何も，医療事故は犯罪だと言っているわけではなく，事故の発生状況や，死因，死亡との因果関係などを調べる視点，すなわち法医学的視点が必要だということです．

この法医学的視点や，死因究明における解剖の役割，死因や事故原因の究明とその解釈などの問題については，付章に詳しく書いておりますので，そちらを参照いただき，ここでは詳しい説明は控えますが，特に強調しておきたいことをいくつか述べます.

医療関連死の解剖では，事故原因究明の視点が必要です．付章にも述べていますが，何が起こったかを知るうえで注目すべき点は，臨床医が治療上注目すべき点とは異なる場合があります．したがって，そういう視点で解剖する必要があります．たとえば，高齢者がベッドの近くで倒れているところを発見され，頭に損傷がみられた場合には，臨床的には，まず頭部の損傷の程度が重要となります．また脳や心臓などに意識低下の原因となるような内因性病変があるかどうかも検討し，それに対応する必要があります．しかし，ここで転倒の再発防止（や法的責任）について論じるとなると，転倒の状況を知ることも重要となってきます．その場合には，上記に加えて，肩や背中，腰の損傷の有無なども重要となってきます.

また，薬剤の入れ間違いのような場合，血中薬物濃度や組織の病理学的変化を検討することも重要ですが，再発防止という観点では，むしろ，点滴ライン内の液体の成分や，使用済みのアンプルまで確認する必要があります．このような調査は，特に担当者が「間違っていない」と断言しているような場合には，あまり愉快なものではありませんが，医療事故の再発防止のために，予想外の間違いを検討しなくてはならないという視点に立つと，仕方がない面があります．薬剤の入れ間違いがあったか，どのような薬剤と間違ったかなどを明らかにするためには，このような「科学的」なアプローチが必要です.

一方，入れ間違わないようにするための改善策を考えるためには，そこにいたる経緯を詳しく調べる必要があります．そのためには，実は，「社会的」なアプローチが必要です．これまで，医療関係者の多くは，「医学的知識がない警察が医療事故を調べて何がわかるんだ」と言ってきました．たしかに，医学的知識の不足によって，捜査の進展が遅れるという面もあったかもしれませんが，私は，警察は社会的な側面から事実関係を明らかにする能力は高いように思います．われわれ医師は，科学的な場面では，事実を明らかにすることを得意としていますが，社会的要素が強く関わってくる場合には，そうでもありません.

私自身は，自分の講義で学生の出席は取らないことにしていますが，もし代返を頼んだのではないかと思われる学生が本当に講義に出ていたかを知るには，どのような質問をすればよいでしょうか．多くの医師は，授業の内容をこと細かに訊くかもしれませんが，それは本当に出席していたかを知るうえではあまり役に立ちません．「出席していたこと」と，「授業の内容を理解していること」は，(一致してほしいという気持ちはありますが) 実は別問題だからです．前回本当に出席していたかを明らかでするためには，むしろ，「君の隣には誰が座っていたんだ？」とか,「俺は何色のシャツを着ていた？」というような，医師の多くが「ピントの外れた」と思うような質問のほうが有効です．

詳しく述べることはできませんが，警察は，医療内容とは直接関係のないような，一見「ピントの外れた」ことを尋ねてくることがあるので，「素人はこれだから困る」と思って笑っている医師も多いかもしれません．しかし警察は，事実関係を調べるプロなのであり，そういった点では，やはり素人は医師のほうなのです．社会的な視点ということを考えると，事実関係を厳密に調べるには，まず，関係者から個別に事情を聴取した後，全員を呼んで，「あなたが点滴を入れたのは何時何分ですか，それを見ていたのは誰ですか」というような質問をしてみます．そして，各人の説明の具体性，再現性，現場の状況との整合性，各人の説明の間での整合性などを検討する必要があります．

このような調査の仕方は，法律家の間ではごく当たり前のやり方ですが，担当者にとってはあまり愉快ではないでしょう．しかし，医学教育のなかでも，ロールプレイの重要性が強調されていることからみても明らかなように，事実関係や当事者の当時の様子を明らかにするためには，有用な方法です．このような調査の結果，実は入れ間違ったと思っていたけども，勘違いだったということが明らかになってくる場合もあります．また，詳しく調査したのに何も出てこなかったということで，担当者としても，的確に行っていたことが証明される場合もあります．しかし，院内調査のなかで，このような調査が実際にできるか，これは調査委員会の調査能力の問題だけでなく，院内の人間関係に与える影響や負担を考慮すると，難しいのではないかと思います．

薬物の入れ間違いのような事故の場合には，再発防止策を検討するうえで，主体的な位置づけを占めるのは解剖以外の点となりますが，やはり死因究明（狭義）は重要です．なぜなら，その病態を解析して，それに基づいて，どうすれば被害を最小限に食い止めるかを検討できる可能性があります．この議論は，従来の病理解剖での「治療の向上」と呼んできた部分に相当しますが，医療事故の場合には，広い意味での再発防止となる「事故発生後の適切な処置や治療法の検討」としての意義をもちます．

「医療安全の確保のためには，死因究明は再発防止を目的として行う」必要があるということは，序章でも述べたとおりですが，この点が強調されるのは，解析結果が紛争に関わってくる可能性があるからにほかなりません．紛争解決をも目的にするべきだというわけではないですが，関係してくる可能性があるからこそ，死因究明の場では純粋な医療の向上のための検討が行われたとしても，その後，医事紛争という別の土俵からの影響を受けて内容が歪められそうになったり，歪められて解釈されたりする危険性を考慮しておく必要があります．言い換えれば，だからこそ，「再発防止を目的として行う」と強く言われるのです．こういう背景がありますから，医療関連死の解剖では，中立性・公正性を確保・維持する視点や，社会的説得性を踏まえた視点も必要となってきます（付章参照）．

4）死体の診断の難しさ

臨床医には，死体の診断は，生きている患者の診断に比べて簡単だと思われがちですが，実はそうではありません．生きている人を診察した場合には，治療もする必要があるので，その点の苦労を含めて判断してしまうからであって，診断という部分だけに限っていえば，死体の診断のほうがずっと難しい面があります．生体の診察の際には，まずバイタルサインをみて，緊急性や重症度判定を行いますが，死体の場合には，当然ながらバイタルサインは常にゼロです．そして死体では症状の訴えがありませんし，また治療してみてその反応性をみて診断することもできません．そして，病態の経時的変化をみることもできません．

また，心電図などの機能検査はできませんし，血液検査も，ごく限られたものしか用いることができません．そして，死因を決定するうえで本当に知りたいのは，現在の死体での状態ではなく，死亡する前の状態です．このようなことから，実は死体の診断は，たいへん難しいわけです．もっとも，生きている人と同じ程度に細かい診断をしなければいけないかとなると，そうではないかもしれないし，これからどうなるか（不確定な予後）について述べる必要もないという面では，生体の診断に比べて要求されるものが限られている面はあります．

もうひとつの臨床医の指摘は，「死体は文句を言わない点がいい」ということですが，これは大きな間違いです（序章，付章参照）．たしかに，亡くなった人自身が文句を言ってくるということはありませんが，人が死亡すると，犯罪や事故の場合には，加害者の刑事責任（および行政処分）や，遺族からの損害賠償請求などの問題があり，残された関係者の間で利害が大きく対立します．また加害者がいないような場合でも，決定された死因によって，生命保険などの請求が認められないような場合には，遺族はそう簡単には納得できないでしょう．

生きている人の診断であれば，基本的には正しい治療を進めるための，正しい診断を出せば，批判されることはないわけですが，死体の診断では，医学的には正しく出された診断であっても，関係者の利害という理由で，社会的な批判にさらされる危険性を覚悟しておく必要があります．もっとも利害に関係しないような場合には，およそ根拠に乏しい診断であっても，大きく間違っていない限り，誰からも文句が出ない場合もありえます．このほうが都合がよさそうですが，視点を変えると，そのような場合に正確な医学的診断をするのはさらに難しいかもしれません．なぜなら，そういった場合には解剖をする社会的理由がないために解剖が行われない可能性が高いからです．

5）検案・死後画像診断・解剖―画像撮像装置の死後診断への応用

死因を決定する科学的手法としては，解剖があります．これについては，付章に詳しく説明していますが，有力な情報が多数得られるものの，多大な時間と労力がかかります．したがって，全死亡例を解剖することは不可能です．となると，解剖しない多数の死体は，病歴（検査所見などを含む）や事歴（警察の捜査情報など）をもとに，外表から死体を観察（検案）して，診断を決定することになります．これは，死因決定という意味では，あまり正確なものではありません．言うならば，昔の空港での手荷物検査のような面があります．一つひとつ開けて見ていると，とても所定の時間内に検査が終わりません．そこで，検査員の勘や当局の事前情報によって，大部分は外表からみて判断し，限られた対象について詳しく検査をしていたわけです．

このような状態を打開するには，ひとつは検査員を増やす方法があります．これは理論的には簡単ですが，現実的にはかなり難しいものです．解剖医を増やして，解剖率を高めるとはいうものの，これもなかなか難しく，現状維持するのがやっとの状態です．もうひとつの解決法としては，新しい効率的な技術の導入ですが，空港の手荷物検査ではX線検査が用いられたわけです．

死後診断においても，同様に，CTやMRIなどの画像撮像装置を用いる試みが，死因究明の精度を高める解決策として進められてきました．これは，Ai（Autopsy imaging）とか，forensic imaging，postmortem imaging，日本語では死後画像診断などと呼ばれていますが，たいへん有用なものです．日本では，早くから，江澤らが，その普及に医学的，社会的に取り組んできましたが，これは，まさに空港での手荷物検査と同様の解決策といえるのではないかと思います．この技術は，死体のスクリーニングや，虐待児の骨折などの発見などにはたいへん有用で，医療関連死においても同様の有用性があります．特に，出血や壊死，破裂のような形態的変化を伴った病変の診断にはその有用性が高いと思われます．さらに骨折などでは，解剖時にはバラバラになってわかりやすく剖出しにくいものを，明瞭に描出（画像的に剖出）することができたり，いろいろな断面を画像的に作成したりすることもできます．

ただし，死後変化の影響や血流停止の影響があるので，生体とまったく同じようには診断できません．たとえば，死後画像では，肺炎の診断などは非常に困難です．また，薄い出血の同定が難しいため，生前の損傷と死後の損傷を見極めにくいなどの欠点もあります．このほか，生前の画像診断と同様，臓器の表層や内腔の小損傷や，穿刺痕なども同定しにくい面があります．そういった問題があるため，すべての事例で，死後画像診断だけで，解剖をしないで死因を決定してゆくには無理がありますが，「はっきりと診断のつかない，異常所見が見つかれば解剖をする」というスタンスで用いるのであれば，たいへん有効なものです．また，これを解剖する前に術前検査として用いて，解剖を進めれば，効率よく的確に病変部を剖出できる可能性も高く，見落としも少なくなるという利点もあります．

しかし，診断の精度という点では，少し問題もあります．死後画像診断の診断結果が，解剖結果と一致したからといって，同じ情報が得られたというわけではありません．これは診断の確実性という点で，両者は同じではないからです（付章参照）．つまり，同じ診断名であっても，解剖による診断では確実度が90～100％に近い場合が多いのに対して，死後画像診断の場合には，そこまでの確実度はない，つまり，おそらくは正しくても反論の余地が残っているということです．死後画像診断は結果を出すまでにかかる時間が，解剖と比較して圧倒的に短いといわれていますが，その理由として，得られる情報が解剖に比べて限られているという面もあります．解剖においても，組織切片を作成せずに診断するとすれば，解剖終了後に診断に要する時間はかなり短くなります．ただし，それとともに診断精度は低下してしまいます．

とはいうものの，非侵襲的，非破壊的に実施でき，解剖と比較して，少ない人員，短い時間で実施可能であり，衛生面でも優れており，今後は，解剖するか否かにかかわらず，死後診断時に必ず行われるようになっていく可能性が高いものと思われます．

なお，死後画像診断は，バーチャルな死体を画像データとして保存するわけですので，当然ながら，死体を火葬後も，半永久的に「死体」を保存することができるわけです．したがって，後になって新たに検討すべき問題が出てきたような場合にでも，それに応じた検索をすることができます．こういった特性は，医療関連死の解剖だけでなく，大災害における身元の究明（個人識別）においても，高い有用性が示されています．

6）死因究明結果から医療安全を考える

死因究明の結果，事故発生状況や死因が明らかにされると，それに応じて，安全対策を検討することができます．

ここで，最も大切なことは，事実に基づいて議論をするということです．これは，ことに，当事者となった医療従事者にとっては，深刻な問題です．誰しも，当たり前のことだと思うかもしれませんが，世の中では事実（いや，「正確な事実」というべきかもしれませんが）に基づかないで議論がなされてしまう場合も少なからずあるからです．委員会などで，理路整然とした意見を述べる人たちや，議論好きな人たちが多くいたとしても，事実を確認するというプロセスに興味をもつ人は，少ない傾向があります．問題を解くのは好きであり得意ですが，解かねばならない問題そのものに間違いがあるという可能性はあまり考えないタイプの人が意外と多いのです．そのような点をいちいち確かめなくても，自分たちが問題を鮮やかに解決したという満足感は残りますので，当事者だけが置き去りにされて，犠牲になってしまう可能性があります．そもそも，議論を開始する前に，大前提を疑ってみるということになると，議論そのものが始まりませんから，1つの約束として，そこは正しいということにして，議論を始めましょうという傾向があります．

そういうかたちで処理されてしまう危険性がある理由として，もうひとつ忘れてならないのは，実のところ，事故発生状況の解明が間違ってなされたとしても，事故防止には，役に立つ場合があるということです．

たとえば，搬送されてきた患者に中心静脈カテーテルを入れたのちに，死亡したとします．カテーテルを抜去してしまった状態で死後CTを撮ったところ，心囊水が溜まっており，これはどうも心囊内に輸液を入れてしまったらしいと判断されたとします．本当は，「もともと心囊炎で心囊水が溜まっていた」という事実があったとしても，この場合，「カテーテルを誤って心囊内に留置してしまったら，心タンポナーデで死亡する」ということのほうが医療安全を考えるうえではずっと教訓的ではないでしょうか．死後血管造影や解剖をして詳しく調べればその2つは区別できるという医師もいるかもしれませんが，死後診断は，そこまで厳密には行われない危険性があります．また，担当医自身は，その結論に反対したとしても，上級医がそうだと言えば，病院全体ではそういう意見になる可能性があります．そして，それ以上調べることなく終わり，遺族も，病院が医療過誤だと認めた場合，反論することはないかもしれません．

実際には，そのような事故が起こっていないので，再発防止とはいえませんが，事故防止には役に立ちます．それは，医療安全という点ではよいのですが，やはり担当医は，法的責任を課せられるかは別としても，過失によって死亡させたという事実を何らかのかたちで背負わされることになります．このような場合，皮肉なことに，法的責任が追及されないがために，きっちりとした反論の機会を与えられずに，暗に過誤を起こしたことに決定されてしまうという場合がありうるのです．

しかし，これは裏返せば，ある事故が起こったときに，実際に起こった事故とは別のいろいろな可能性を考えることによって，これまで考えもしなかったような，多くの教訓を導き出すことができるという有用な検討ができるということでもあります．

7）システムエラーという考え方

私が法医学を始めた頃は，まだ，「システムエラー」という言葉を知りませんでした．私は人間工学の専門家ではありませんので，そういった知識を持ち合わせていませんでしたが，交通事故や労災事故などの事件を取り扱っているうちに，あることに気づきました．これは，法医学者ならば誰しもが感じていることですが，「確かに，当事者の大きな不注意によって生じた事故もあるけれど，他の人でも，同じように，被害者や加害者になっていた可能性のある事故がたくさんある」ということです．

あまり詳しくは述べませんが，実は，警察は事故が起こると，「何をしたか」，「なぜそうしたか」，「いつもはどうしているか」，「他にどんな方法があることを知っていたか」，「どうしてそうしなかったか」，「そのときどんな気持ちだったか」，「いつ，まずいということに気がついたか」，「その後，どのように対応した（しなかった）か，それはなぜか」，「今はどう思っているか」などについて聞きます．警察は手を変え，品を変え，巧みに聞いてきますので，うまく繕おうとしても，不利になるだけで，結局は本音がかなり明らかになってきます．このことは裁判ででも同様で，法医の仕事をしていなくても，何回も熱心に裁判を傍聴しに行けばわかります．

これらのプロセスは，基本的には，事実関係を明らかにして，事故に関係した過失や，悪質性，本人の反省の程度などを，裏付けて明らかにするためのものです．しかし，そういった話を聞いてみると，事故が起こりやすかった背景もわかってきます．歩行者用通路でカートを使って重量物を運搬し，人身事故が発生したとします．「今回，事故が起きた通路は，重量物の搬入には使ってはいけないことになっていましたね，なぜ，そこを使ったのですか？」という問いに対して，「確かにいつもは使っていませんでしたが，使ってはいけないことは知りませんでした」，さらに，「いつも使っていなかったのは本当ですか？　では，なぜ，当日は使ったのですか？」と聞かれると，「それは，当日，いつも使っている搬入路に自動車が止まっており，もうひとつの運搬路を使うと，かなり遠回りになるので，どうしようかと思っているときに，ふと，そこを通ることを思いついたのです」，さらに「歩行者専用という立札は見えませんでしたか？」，「私もカートを手で押して歩いていたので，歩行者だと認識していました」といったように展開されます．

もちろん，危険なことをしているという認識が薄かったことは悪いのですが，このような事故を根本的になくすためには，重量物を運搬するカートは進入できないように鉄柱を入口に設置したほうがよさそうです．また，本来の運搬路に駐車できないようにすることも重要でしょう．このように，事故を防止するためには，誰が悪いかという点よりも，事故発生の根本原因を積極的に断ち切るシステムを構築するという考え方が，重要になってきます．

以上のように，まったく悪くはないというわけではありませんが，それほど強くは非難できないような注意不足や勘違いによって事故が起こる場合も少なくありません．

人がある一定の頻度でエラーを起こす限り，その都度間違った者を責めるだけでは，必ずある一定の頻度で事故が起こることになります．また，それと裏腹ですが，間違った者が責められなくても，自ら「事故の原因は，すべて私の不注意です」とだけ言っているような状況も，事故の再発防止という観点からは，不十分です．個人を責めることはいけませんが，個人が自ら反省することは，たしかに大切です．しかし，他人が責めていようと，自らが反省していようと，事故の原因が，「個人の不注意」だという点では同じ結論になります．そういうことであれば，人がある一定の頻度でエラーを起こすということと併せて考えてみると，それでは必ず，また事故が起こることになってしまいます．そうではなく，「つい，そうなってしまった背景」を，上のカートの事故のように聞き出すことが大切です．その結果，たとえば，「色が似ていたから間違った」とか，「同じ場所に置いてあったから間違った」といったようなことがわかってくれば，「色を間違えにくいように変える」とか，「間違いやすいものは別々に保存する」というように何を改善すれば，不注意による事故を元から断つことができるかがわかります．

このように，事故の多くは，システムを改善することによって対応するしか，根本的に減らすことはできません．この考え方は，製造業の世界では，かなり昔から常識となっていました．工員の出来が悪いとか，不注意であると嘆いてみても，ミスをしない工員ばかりにすることはできないわけですから，システムを変えない限り必ず損失が出てしまいます．そういうなかで，問題をシステム的なエラーである「システムエラー」としてとらえ，間違いが出ないようなシステム，あるいは間違いが出にくいようなシステムを検討とするという取り組みがなされてきたわけです．

医療の世界で，このような考え方がなかなか発達してこなかったのは，本書の最初で申しましたように，医療事故は，不幸な出来事であって，損失であるとは計上されてこなかったという一面があります．

「問題のある研修医がいた」とか，「不注意な看護師がいた」と嘆く部長はよくいますが，では一人も問題のある研修医がいなかった年や，不注意な看護師がいなかった年があったでしょうか．だとすれば，そういった人たちがいたとしても，うまく機能するようなシステムを考えるしか，事故を根底から防止することはできないということになります．

システムエラーという考え方は，事故防止をするうえで最も重要な考え方です．特に，小さなミスでも大きな被害が生じる可能性のある，医療という分野においては，大切となってきます．

ただし,「システムエラーだから私が悪いのじゃない」と,各人が開き直るようになってしまいますと,この世の中に完璧なシステムが存在しない限り,事故が防止できないということにもなりますから,それも具合の悪い面はあります.大前提としては,みんなが安全に配慮して誠実に取り組んでいるということが重要となります.

8)安全へのアプローチ

詳しい説明は成書に譲るとして,簡単に述べると,人が関与する以上,ある頻度でエラーが発生することは避けられません.このようなことを予防するためには,まずは,環境を整えることも重要です.5Sといって,整理,整頓,清掃,清潔,躾(ルールを正しく守る習慣)が重要であるとされています.遺族への説明において,部屋が汚いと,文句が言いやすいという例をあげましたが,同様にきれいに保たれていない場所は,間違いが起こりやすいというだけでなく,きちんとやるという気持ちが低下してしまうという面があります.

しかし,これだけでは十分ではありません.まずは,危険をはらむことはできるだけしないで済むようにする,つまり,「エラーが生じない方法に変える」ということです.たとえば,踏切事故をなくす最も有力な方法は,踏切自体をなくすことです.注射器の先にキャップをするときの針刺しを防ぐ最も有効な方法は,キャップをしないで済む方法に変えることです.

そうはいかない場合には,「エラーが生じにくい方法に変える」―たとえば回路を単純にする,「エラーが生じたらすぐにわかるようにする」―たとえば同じ色のもの同士を接続するようにするという方法が考えられます.また,さらに一歩進んで「間違った操作はできないようにする」―たとえばチューブのつなぎ間違えを防ぐには,接続部の形状を○や△に変えて,正しい接続以外はできないようにすることです.

また,機器などの設計においては,重要な部分には高性能のものが使用してあり故障しにくい設計,システムの一部が故障しても他の部分が代行する設計,システムの一部が故障したときに被害を最小限にする設計,システムの一部が故障したときに重要な部分だけは稼働するようにする設計,間違った操作ができないようにする設計などがあります．

また，専門家を交えて，いろいろな問題が起こる原因を詳しく分析して，取り組む方法がいろいろありますが，これらについては専門書や専門家に委ねたいと思います．

なお，個人個人の災害防止能力を高めるアプローチとして，危険予知トレーニング（KYT：Kiken Yochi Training）といって，日常の作業現場の写真などを用いて，グループで危険がどこに潜んでいるかを指摘しあって解決策を出すというトレーニング法があります．医療安全のこのような取り組みについては，いろいろなテキストが出ておりますので，それらを参考にしてください．

1つだけ強調しておきたいことは，これまで，私が担当した労災事件などで感じたことを述べておきたいと思います．それは，何人かで仕事をしているときに，実は，周りの者が，危ない状態に気づいていたという場合があるということです．しかし，班長は間違えるはずがない（間違いは確信できない）とか，以前に，「お前のような奴に注意されることないんだよ」と言われたために，間違いを指摘するのを躊躇したとか，「班長間違っています」と言ったのに，「うるさいなあ」と無視されて，結局は伝わらなかったというような場合があります．

このようなエラーは，チームエラー（Sasou & Reason, 1999）と呼ばれるもので，権威勾配がある場合，人間関係の問題や，コミュニケーションが低下している集団で起こりやすいといわれています．このようなことを防ぐためにも，何か指摘されたときには，「それくらい，わかっています」ではなく，「はい，ありがとうございます」といった感じでお互い指摘し合って動いているのがよいと思います．

さて，私もいろいろと述べてきましたが，私に対して「あれこれと言っているが，いったい，おまえはどうなんだ，いつもちゃんと注意しているのか？」と言う人が出てくるかもしれないと思います．実のところ，他人が危ない状態にあるとか，他人が間違えそうになっているということは意外と気づくのですが，自分に関してはそれをみつけることが難しい面があります．サッカー場でスタンドから見ていると，ある選手がどの選手にパスしたらよいかは，われわれ素人でもわかる場合があります．しかし，自分がグランドに立ったら，どこへパスしたらよいのかは，一流選手でさえもわからないときがあるのではないでしょうか．ですから，私もいつも教室員に指摘してもらっているわけです．ということで，どちらがえらいというような話は抜きにして，お互い危険な状態に気づいたら，指摘し合うこと，そして指摘できるような関係であることが重要ではないかと，私は思います．

安全に向けて

近年，医療安全に対する意識が高まり，多くの病院でいろいろな安全への取り組みがなされるようになってきました．特に，実際に患者と接する機会の多い看護師の間では，最も大きな関心を呼んでいます．

しかし一方では，いくら頑張っても，安全な方法は隅々までは普及しないという現実があります．私は，病院の医療安全の講習会で講演をした経験だけでなく，自ら医療安全管理者養成研修に受講者として参加した経験もありますが，そういったなかで感じたことは，医療安全管理室のスタッフの多くは，「こんなに頑張っているのに，なぜ，みんなに理解してもらえないのだ」と，自分たちの活動の限界やときには矛盾を感じて，たいへん疲弊しているということです．

最後にこの問題について考えてみたいと思います．

1）安全と技術

(1) 安全に行えるということは高度な技術

新聞などでは，医療事故が起こると，そのほとんどが初歩的なミスと報道されます．たしかに，入れ間違いとか，つなぎ間違えのような，一見，単純な間違いは，初歩的な能力を欠いているという感じがするのも無理はありません．しかし，実は，「多くの患者を担当していて，忙しいときも，体調の悪いときにも，そして緊急時にも，常に間違わずに正しく対応できる」ということは，かなり専門的で高度な技術であることを理解しておく必要があります．

以前，入学したばかりのある看護学生に，「看護師になっても，患者さんに薬を渡したりするような単純作業も多いみたいですね」と言われたことがあります．どうも，この学生は，もっと「専門的なことを学びたかったのに…」と不本意だという様子でした．そこで，実際，病棟で与薬をする場合，「飲ませる時期は」，「飲ませる方法は」，「この薬を飲むとき，飲んだ後にどのような注意が必要か」，そして，「今，飲ませてもよい状態なのか」などの専門的知識が必要であることを説明すると，満足そうな顔をしました．しかし，何よりも大切なことは，まず，「この患者さんで間違いないか」，「この薬で間違いないか」ということであるいうと，少し怪訝（けげん）な顔をされたのを憶えています．

ここで重要なことは，実際に100人の患者さんに与薬して，100人とも間違わないようにするには，単に「気をつける」だけではなく，「間違わないための専門的技術」が必要です．そして，それは，身につけるために訓練を要する，かなり高度な技術でもあるということです．ある病院で「初歩的な（にもみえるような）ミス」が起こったとしても，それは，その病院に素人でもできるような「初歩的な技術」がなかったからではありません．本当は，その個人の行動において，あるいは病院のシステム構築という段階において，この「高度な専門的技術」が不足していたからです．

このようなことが十分に理解できていないと，医学教育のなかで，教える側も学ぶ側も，その訓練に多大な時間や精力をつぎ込むことができません．

医療安全の活動が，なかなかうまくいかない最大の理由は，「専門的ではない，高度ではないことをやらされている」という気持ちをもっている者が少なくないからです．

医療安全の研修がどの程度役に立っているかについては，いろいろな意見もあるかもしれませんが，そういった研修に参加しない職員が，医療安全上リスクのある職員であることは確かです．なぜならば，彼らは，このような活動が，医療のなかで時間や精力をつぎ込むに値しない部分だと少なからず思ってしまっているからです．

(2) 安全な方法の重要性がわからない人たち

たとえ，安全な方法がわかっていても，それを行わないという人がいます．その人たちは，事故が起こったときの損失が，実はイメージできていないので，する必要がないと思っているのです．損失がイメージできていない場合として，「危険性にまったく気づいていない」場合と，このように，「危険性はわかってはいるけれど，やはり現実感がない」場合があります．いずれにしても，行動を変えることができるほどはイメージできていないわけです．

法医学の場にいると，たとえば電車に轢(ひ)かれるとどうなるかといったような，日頃は想像したことのない事故の結末を，実際にこの目で見ることがよくあります．したがって，踏切の遮断機をくぐったりするようなことはもちろん，駅のホームの端に立ったりすることさえも，しだいにできなくなってきてしまいます．しかし，朝のラッシュ時に，開かずの踏切の遮断機をくぐり抜けようとしている老人に，「危ないですよ」と言っても，「わしは，長年こうやって渡っておるが，列車に轢かれたことはないわい」と言い返されるのではないかと思います．この老人は遮断機をくぐることが危ないことがわかっていないわけではありませんが，実際に電車に轢かれるとどうなるか，つまり事故が起こったときの損失が，実はイメージできていないのです．

院内で医療事故の場に居合わせた人は，いやというほどイメージできるかもしれませんが，当事者たちは，その病院を去ってしまうことも少なくありません．また，たとえ，その病院に残っていたとしても，事故について大きくは語らないでしょう．医療処置を行うときに，うまくできるイメージをもつことはもちろん重要ですが，医療安全研修のなかでは，ロールプレイや，ビデオなどを使って，頭の片隅に損失のイメージ（失敗するイメージではなく，損失が大きいというイメージ）を，ワクチン接種のように定期的に植えつけることも重要ではないかと思います．

(3) 安全ではない方法の恩恵を得ている人たち

安全ではない方法が選ばれるもうひとつの理由は，そのほうが「都合のよい」面があるからです．

実は，先の例では，この踏切のすぐそばに線路を渡るための陸橋があります．しかし，この老人がそれを使わないのは，遮断機をくぐるほうがずっと楽で，しかも早いからです．医療の場でも，安全でない方法が選ばれてしまう理由として，実はそのほうが楽で早いという場合があります．

たとえば，どうせすぐに使用するのだからといって，複数の注射器にラベルをせずに薬を用意してしまうような習慣です．このような場合，薬を間違ってしまうというような事故を起こす危険性があります．

上記の例は極端な例であるとしても，何らかの安全でない方法の恩恵にあずかっている人は少なからず，いや，少ないとしても必ずいるものです．しかしながら，安全な方法のほうが簡単で早い場合は別として，安全でない方法の恩恵に預かっているうちは，安全な方法に移行することはたいへん困難です．また，悪いことに，「私は永年やっているからベテランなので大丈夫」というような「専門的」な自信をもっている場合には，改めることはさらに難しくなります．「長い間，こうやって踏切を渡ってきたが，電車に轢かれたことはない．わしは，電車に轢かれるほど鈍くさくはないわい」というような感じです．

こういったことを解決する方法としては，安全でない方法の恩恵にあずかれなくするとか，安全でない方法をとると，ブザーがなるなど，その不正がわかってしまうなどの不利益を与えるとか，さらには安全でない方法はできなくしてしまうことなどが必要です．

(4) 安全ではない方法でどうにか動かしている

「安全でない方法の恩恵を受けている」というと，ひどい言い方だと憤慨する医療従事者も多いのではないかと思います．というのは，多くの医療現場の実情として，一生懸命やっているけれども手一杯で，安全で（は）ない方法で，どうにか動かしているという背景があるからです．たとえば，詳細なチェックリストを作り，それに従って一つ一つ点検するようになっていたとしても，今の人員で本当にそうしていたのでは，時間がかかってしまい間に合わないのが現状であるというような場合があります．先の例にたとえると，お年寄りの中には，陸橋を登りたくても無理で，遮断機をくぐるしかない人も少なくないわけです．これを解決するには，新たな効率的な機器やシステムの導入や追加人員の投入が必要となりますが，経営にも関係してくるために，改善はそう簡単ではありません．

(5) 改善の難しい集団—悪玉腸内細菌叢モデル

ある部門において，安全でない方法の恩恵にあずかっている人たちや，安全でない方法でどうにかぎりぎりでやっている人たちの割合が高くなっていると，その部門の安全体制の構築に大きな影響を与えます．このような状態は，腸内細菌叢のように，なかなか変えることが難しく，そういった部門に，新しく安全な方法をよく理解している人が入ったとしても，その人は安全でない方法をとらない限り，一人だけ仕事が遅い，「困った人」に転じてしまい，すぐにはじき出されてしまうわけです．そして「改心」して「安全でない方法」を学んだ人だけが，この（安全でない）集団の一員として評価してもらえるのです．私は，これを「悪玉腸内細菌叢モデル」と呼んでいます．つまり，そういった集団を変えるには，大がかりな根本的かつ継続的な治療が必要だということです．

2）安全対策はどこまですべきか

(1) 病院の経営と安全対策

簡単に導入できる安全な方法もありますが，多くの場合，安全対策の導入には，担当職員の労力の増加だけでなく，病院全体の経済的負担が伴います．

ここでもまた，前述したような力学が働くわけで，病院の経営が，安全ではない方法でどうにか成り立っているような場合には，医療安全体制の構築が難しくなってきます．

安全対策とは何かということを考えた場合，それは，商品を包む梱包材料のようなものではないかと思います．念入りにすればするほど，費用，時間，手間のすべて，あるいは，そのいずれかがかかる傾向にあります．どれもこれも完全に梱包していては，時間もかかるし，コスト面でも成立しません．したがって，壊れやすいものや，壊れては大変なことになるものだけを梱包し，残りは簡易包装ですますようにする必要があります．

医療安全について考えるとき，熱心に取り組むあまり，「これも危ない」，「あれも危ない」と言って，過剰な安全対策を提唱する人がいますが，これはあまり現実的ではないように思います．しかし，そういった指摘でさえも，いったん指摘されると無視できないのが，安全対策の議論での特徴です．なぜなら，実際に事故が起こってしまうと，責任を問われることにつながるからです．とはいえ，これには常識的な限界があるのではないかと思います．このような過剰な指摘は，試験に滅多に出ないようなことを，「ここが出るかもしれない」と言って，あれこれと指摘しておいて，そのうちの一つが，たまたま，実際に出たような場合に，勝ちほこるのとよく似ています．

安全対策を考えるうえでは，有効性と実現性が大切であり，まずは，死亡に直結するような被害の大きな問題や，ちょっとした工夫で実現可能な対策を優先すべきではないかと思います．たとえば，「ディスポの器具についている絶対に外し忘れてはいけない『ツメ』にはそのままでは異和感のある大きく目立つ『**使用不可** これをとること』といったタグをつける」といったようなことから始めるべきではないかと思います．

(2) 社会全体の理解を求めて

安全にはこのように大きな労力，時間，費用がかかりますが，現在の医療における社会的な風潮として，「安全な結果」だけにしか，高い評価がなされていません．医療とは，壊れやすい，ややもすれば，すでにひびが入っているような，大切な皿を無事に運ぶような仕事ですが，皿を壊してしまわないようにするには，十分な梱包が必要です．しかし，この部分にあまり目が向けられていないために，社会的には，安全に対する十分な費用が支払われていないという問題があります．

米国の影響を受けて，近年，医事紛争が増加してきていますが，もともと米国の医療費は，日本と比較してはるかに高いものです．たしかに，日本においても，安全体制の構築に対する保険上の加算が認められるようにはなりましたが，まだまだ不十分なレベルです．そして，一般社会の理解もまだまだ不十分です．安全とは要求するものではなく，社会全体で努力しながら，つくりあげていくということであり，このことの認識がまだまだ足りないのではないでしょうか．

まずは，医療従事者から，このような認識を徹底する必要があります．そのためには，卒前教育のような「後天的」な学習だけでは不十分であり，中学校や高校などでの早い時期からの教育，これが重要になってきます．

このような活動は，将来の医療人に「先天的」な学習をさせるだけでなく，国民全体に対して，「安全は最重要課題であり，それを確保するにはみんなの理解と協力，そして労力や費用がかかる」ということを教育し，社会の常識にしていくことにも役立ちます．そうすれば，医学教育や医療活動のなかでも，安全教育や安全対策を行っていくために，円滑な社会的なサポートが得られることでしょう．

また，本書の大きなテーマである医療事故，医事紛争を減らすことにもつながるのではないかと思います．

＊　＊　＊

本書をお読みいただいた方々，特に医療関係者の方々は，現状を嘆くだけでなく，医療や安全について，社会全体に発信し，相互理解を深める活動に力を入れていっていただきたいと思います．

本書は，法医学者である私が，医療を裏側からみて描いたものですが，患者が安心して受診できる病院，医師が安心して診療に取り組むことのできる病院の実現に少しでも貢献できれば幸いです．

付 章

法医学と病理学

本付章は，2009 年 5 月に小社より刊行された『解明　病理学―病気のメカニズムを解く』に収載された「病理学と法医学」（藤田眞幸著，p.765 ～ 795）をもとに，加筆ならびに修正されたものである．

日本の法医学は，19 世紀末にドイツから導入されたものを基礎として，病理学とは異なる分野として，独自に発展してきた．それゆえ，日本では，病理医と法医はそれぞれ別々に育成されているのが現状である．一方，米国では，法医（Forensic Pathologist）となるためには，3 年間（Anatomic Pathology　3 年）ないし 4 年間（Anatomic Pathology　2 年＋ Clinical Pathology　2 年）の研修を経ていることが必須条件となっており，その後 1 年間の法医学研修を経て法医となる．

このシステムをみてわかるように，医学的な基礎知識という点では，両者はかなり重なり合っている面がある[*1]．法医学では病理学で扱っている病気以外に，自他殺や事故による外傷・中毒・窒息や，感電，減圧症などさまざまな外因による障害のほか，突然死なども扱うが，病理学と何よりも異なるのは，法的な問題の解決に応用する視点で考察することである．

本付章では，病理医の業務である病理診断や病理解剖[*2]を行ううえで理解しておくべき法医学的な問題，特に「法医学的な視点」について述べる．なお，外因死・突然死の病理や詳しい法規については，法医学や関連各分野の成書に譲るものとする．

法医学的な視点

通常，病院で臨床医や病理医が行う臨床医学的な診断（臨床診断[*3]）と，法医が鑑定に際して行う法医学的な診断（法医学的診断）とでは，①診断の目的や，②診断の行われる背景に大きな違いがあるため，着眼点に若干のずれがある．臨床医や病理医は，こういった点をよく認識して，医療における紛争の回避や解決に応用できる視点をもっておくことが重要である[1)]．

臨床診断と法医学的診断の目的

日本の法医学の開祖である初代東京大学医学部教授の片山國嘉は，「法医学とは

*1：日本病理学会では，法医学を関連分野として，法医学大学院修了者は認定病理専門医試験の病理研修期間（4 年）のうち，2 年間を修了したものとして扱うことにしている．なお，米国の病理学の研修には，病理解剖学や外科病理学以外に，血清学や生化学はもちろんのこと，法医学的な要素も多く含まれており，必ずしも，日本の制度のなかで病理専門医が 1 年間の研修をすれば法医として通用するという意味ではない．米国は，法医解剖の症例がかなり豊富であること以外に，専門化や細分化が進んでいるため，日本に比べて法医（法医病理医）が担当する分野が限られていることも制度の違いに深く関係している．

*2：患者の病変部から採取された小さな組織片や，手術によって摘出された臓器から組織標本を作製して顕微鏡で行う診断を病理診断という．癌かどうかの最終診断は，病理診断によって行われる（詳細は，本項「病理診断」184 頁参照）．また，死亡した患者を解剖して，臨床医学の発展のために死因，治療効果などを調べる解剖を病理解剖という（詳細は，本項「解剖の目的と種類」199 頁参照）．

COLUMN 1 法医学と法科学

法医学を意味する語としては，日本やドイツなどの欧州諸国では，主として Legal Medicine が用いられている．一方，米国ではおもに Forensic Medicine が使われており，Legal Medicine という語は，法医学の意味で用いられることもあるが，医事法学（Medical Jurisprudence）という意味で使われる場合が多い．

法医学（Forensic Medicine）の分野としては，医師が活躍している最も主要な分野である法医病理学（Forensic Pathology）がある．「法医病理学」という名称は，「病理学」のうち法医学的なことに関係するものを扱う分野であるという印象や，あるいは，「法医学」のうち病気に関係したものを扱う分野であるという印象を与えるが，実際は「法医学」のうち，医師が解剖を行って事件における外傷や病気についてマクロ・ミクロ病理学的に検索し，必要な検査を進めて，それらの結果をもとに死因や凶器の特定・死後経過時間など捜査や裁判に必要な事項について診断する分野である．このほか，おもなものとしては，法中毒学（Forensic Toxicology），法人類学（Forensic Anthropology），医事法学（Medical Jurisprudence）などがある．また，法医血清学（Forensic Serology），法医遺伝学（Forensic Genetics）などの分野もあるが，米国では，これらは，法医病理学・生物学（Forensic Pathology・Biology）のなかに含まれている．

どこまでが法「医」学かという境界は，国によっても異なるが，法歯学（Forensic Odontology），犯罪精神医学・心理学（Forensic Psychiatry・Psychology），鑑定工学（Forensic Engineering），書類鑑定（Questioned Document Examination），鑑識科学（Criminalistics）などが法医学と関連のある分野として存在しており，さらには法気象学，法地質学，法昆虫学など，関連する多くの分野がある．米国では，法医学も含めてこれら全体を法科学（Forensic Sciences）という概念でとらえる考え方があり，日本法医学会に相当する学会は，アメリカ法科学学会（American Academy of Forensic Sciences）として存在している*4．

医学および自然科学を基礎として法律上の問題を研究し，また，これを鑑定するところの医学科なり」と定義している．このように，法医学は法律的な問題に対して科学的な証拠を提供することを主たる目的としているものであり，このような視点をもって設置されているのは，大学にある多数の講座のなかでも法医学だけであると言ってよい．事件や事故の症例を担当した臨床医の多くが，警察の事情聴取について「警察の質問はピントがはずれている」と言っている一方で，警察官からは「大切なことを聞いているのに的確に答えてくれない」という不満を耳にすることがあ

*3：臨床医が診察所見や検査所見から随時行う「臨床診断」に対して，病理診断科で病変部を組織学的に観察して総合的に行う診断は「病理診断」とよばれている．ここでは，病院で医療の一環として行われるという観点から，病理診断を広い意味での臨床診断の範疇に入れて，病理医を含めた臨床医と法医とを対比して論じる．

*4：アメリカ法科学会では，「法医病理学」や「法医学」におけるその他の分野だけでなく，科学を法律に応用する分野全体を「法科学」としている．一方，日本では，これまで，「法医学」ということばが，法医学以外の「法科学」的分野をあらわすことばとしても広く用いられてきた．もっとも，「法科学」ということばは，法医学のうち医師が行う法医病理学を除いた分野とそのほかの鑑識科学を中心とした分野をさすという見解もある．米国の FBI や日本の科学警察研究所では，従来からこのような意味で用いられてきており，鑑識科学を中心とした分野の学会として日本法科学技術学会がある[2]．このように「法科学」ということばの用い方には，日本でも，米国でも，従来から大きな論争があるが，ここでは，科学を法律に応用するいろいろな分野が存在していることを理解しておいていただきたい．

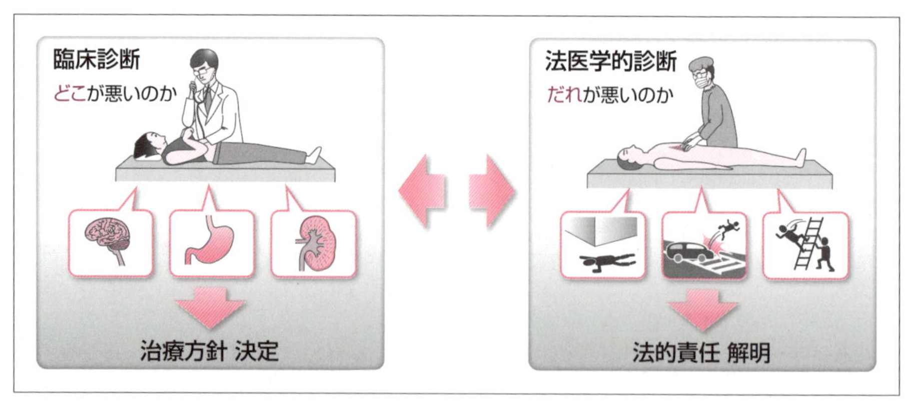

図 1　臨床診断と法医学的診断の目的の違い
臨床診断の目的は治療方針の決定である．一方，法医学的診断の目的は法的責任の解明である．わかりやすく言えば，臨床診断は「どこが　悪いのか？」を明らかにすることを目指し，法医学的診断は「だれが　悪いのか？」を明らかにすることを目指す．

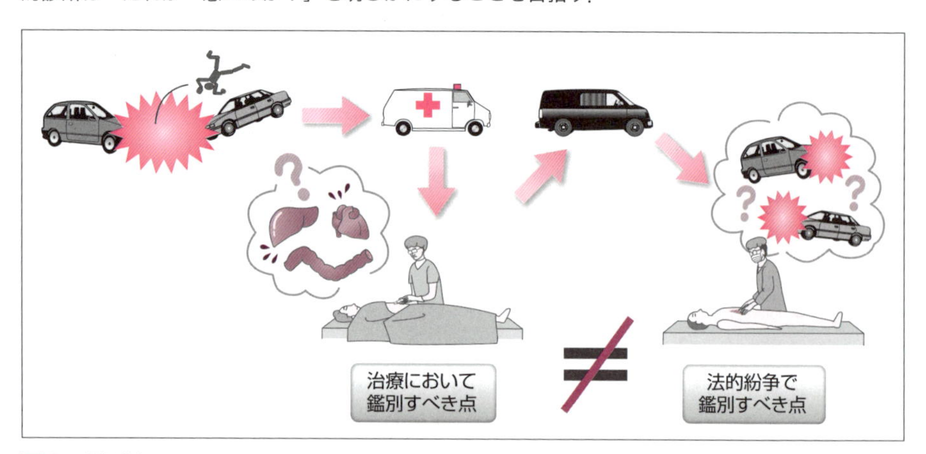

図 2　鑑別点
治療において鑑別すべき点と法的紛争で鑑別すべき点は異なる．

る．そして，法医もまた，臨床医から同じような目でみられている面がある．

このようなすれ違いは，日常診療のなかで，通常，医師が行っている臨床診断と，法医学的診断とでは，その目的が大きく異なることから生じるものである．臨床診断は，治療方針の決定を目的として行っているものであるが，一方，法医学的診断は法的責任の解明を目指すものである（**図 1**）．

たとえば，2 台の乗用車 A と B に轢かれたような場合，被害者の損傷がどちらの車によるものかは，治療上はあまり重要でないが，法医学的な観点からは最も重

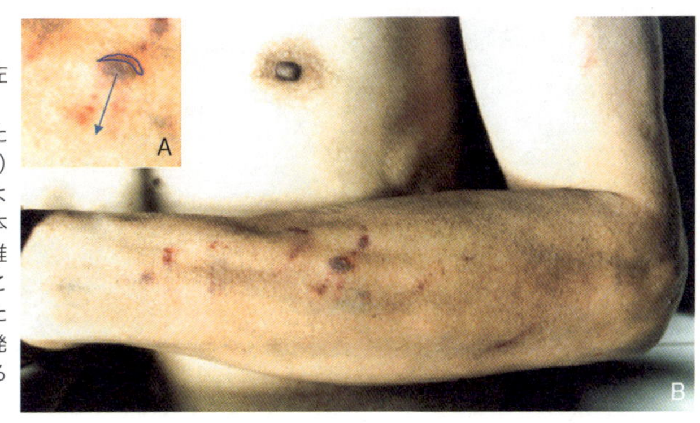

図 3　症例 1
A：急死した 70 歳代男性の左前腕.
B：中央付近の損傷を拡大したもの. 半月状の爪の跡が矢印(↓)の方向に移動しているが, このようなものが全部で 8 本あり, 4 本の指で 2 度引っ掻かれたものと推定された. 死亡前に喧嘩をしたことが示唆され, 司法解剖となったが, 妻と喧嘩して興奮し, 心臓発作を起こして死亡したものであることがわかった.

要である.「治療において鑑別すべき点」と「法的紛争において鑑別すべき点」とでは, かなりの部分が重なり合うのも事実であるが, このようにまったく異なる部分が存在していることを忘れてはならない（**図 2**）. 日常診療のなかで, 臨床医が見過ごしている軽微な損傷のなかにも, 法医学的には重要な意味のあるものがある. **図 3** は, 急死した 70 歳代の男性の左前腕であるが, この程度の擦過傷であれば治療は不要なので, 警察が損傷の有無について尋ねたとしても, 臨床医としては,「たいした傷はなかった」とか「どこにも傷はなかった」と答えるのが普通である. しかしながら, 法医学的な視点でみれば, この傷は, 4 本の指で 2 度にわたり引っ掻かれた傷であり, 死亡前に闘争があった可能性を示唆する重要な所見である. 医学教育が, よりよい治療を目指すことに重点を置いて進められているなかで, このような視点は置き去りになりやすい.

臨床診断と法医学的診断の行われる背景

正しい病態の医学的分析は患者の治療には不可欠なものである. そのため, 臨床医は「正しい診断」は患者やその家族から最も期待されているものであり, いつも誰からも喜ばれるものであると思い込みがちである. しかしながら, 損害賠償など社会的な利害が関係してくると, 必ずしもそうではない.

交通事故の後に死亡してしまった被害者の遺族にとって,「頭は打ってはいたが, それは軽傷であり, 死因はそれとは無関係に発症した心筋梗塞である」というような診断結果は, たとえ, 医学的には「正しい診断」であったとしても, 不快であることは言うまでもない. 生前であればともかく, すでに死亡していれば, そのような診断結果は今さら治療に役立たないばかりか, 損害賠償請求をも退けてしまう.

COLUMN 2 法的責任

事件に関して問われる法的責任には，大きく分けて刑事責任，民事責任，行政責任（行政処分）がある．

刑事責任は，罪を犯した者が，国家によって刑罰に処せられるというもので，（広い意味の）刑法によって規定されている*5．国民が安心して生活できるように，国家が悪いことをした人を懲らしめるという性格のものであるため，明らかに悪い（合理的な疑いを容れない程度に立証された）場合にのみ処罰される．なぜなら，あやしいというだけでどんどん処罰されていては，国民も安心して生活できなくなるからである．一般人の目から見てかなりあやしい被疑者が「疑わしきは被告人の利益に」として無罪となる場合があるのは，このような理由からである．また，結果が重大（過失致死など）な場合，ひどく注意が足りない場合（重大な過失）や，特別なことをしているためによりいっそう注意が必要なのに注意が足りない場合（業務上過失）などのように，法律に特別な規定のある場合を除いて，基本的には故意でない場合（過失）は罰しないのが原則である．

一方，民事責任には，不法行為（故意や過失による違法な権利侵害）や契約における債務不履行によって生じる損害賠償責任がある．民事事件は私人間での紛争であり，国家が最初から関与するものではない．当事者間で解決（示談を含む*6）できない場合に，当事者の一方が裁判所に紛争を解決することを要請する（訴訟提起，調停の申し立てなど）という図式である．したがって，刑事事件の場合のように合理的な疑いを容れない程度の立証がなくても，「払え」というような判決が出る場合があるし，理由はどうであれ，双方の当事者が裁判所の勧告した条件で互いに納得すれば訴訟は終結する（和解*6）．日本の場合，刑事裁判は検察官（国家）により提起（公訴）されるものであるが，民事裁判は，一般市民の提起によって事件となるものであるから，大きな損害が発生していても，被害者が納得しており訴訟を起こさなければ，事件にはならない．一方，たとえ（具体的な）損害を与えていなくても，被害者に不満があり訴訟を起こされると，一旦は（慰謝料の請求を含めて）事件となってしまう．

行政処分のなかで，事件にかかわる責任として課せられるものには，運転免許をはじめ種々の免許や営業許可の，取消しや停止などの処分がある（駐車違反等の反則金も行政処分であって刑罰ではない）．医師の場合には，罰金刑以上の刑に処せられると，医師法7条により，医道審議会の審査にかけられ，厚生労働大臣から免許の取消し，3年以内の医業の停止あるいは戒告の処分を受ける場合があり，過去に約700人の医師と約300人の歯科医師が処分を受けている．

刑事事件で実刑判決を受けて収監されることが大きな負担となることは誰でもわかることであるが，執行猶予（ある一定期間，刑の執行を猶予し，刑事的な問題を起こさなければ刑の言い渡し自体がなかったことにする制度）付の判決や罰金刑であっても，種々の社会的負担を受ける結果となる．公務員の場合

一方，同じ診断結果であっても，このような診断結果は，加害者側にとっては，まさに何よりもありがたい「自分に有利となる診断」にほかならない[3)]（**図4**）．

裁判のように意見が対立しているなかで出される法医学的診断の結果は，どんなに正しいものであっても，関係者のどちらか一方に有利となり他方に不利となるのが普通である．したがって双方から喜ばれることはまれである．多くの臨床医は，「正

*5：刑法以外の法律や条例のなかにも刑事罰が規定されているものがあり，特別刑法とよばれる．具体的には，道路交通法や覚せい剤取締法などがある．

*6：当事者間で，ある条件のもとで「訴えない」という約束をとりかわして和解することを示談という．これに対して，裁判で和解した場合には，裁判上の和解とよばれ，その和解調書は確定判決と同様の効果がある．

には，刑事事件で起訴されれば起訴休職処分となる可能性もあり，禁錮以上の刑が確定すれば，執行猶予の有無にかかわらず失職（自動的に解雇）となる．

民事裁判で多額の賠償金の支払いを命ぜられることも大きな負担となるが，民事責任は罪に対する刑罰ではなく，基本的には金銭賠償である．したがって，刑事責任や行政処分などと異なり，保険会社などに肩代わりしてもらうことが可能である．とはいえ，社会的にはそれなりの厳しい評価がつきまとうし，保険への再加入も難しくなる．

行政処分は，刑罰ではなく，多額の金銭を要求されるものでもないので，軽いものであると思われがちであるが，免許停止などの処分を受けると，その間の収入がなくなるだけでなく，再就職も困難となる．食中毒で3日間営業停止となった店の損失が3日間の売り上げにとどまらないことを考えれば，その深刻さは容易に理解できるであろう．行政処分もまた，特定の免許を必要とする業務につく社会人にとっては重い負担となる．

基本的には，刑事責任，民事責任，行政処分は，それぞれ独立して判断され，別々に課せられることになっている．刑事裁判では，合理的な疑いを容れない程度に立証された場合にのみ罰せられるという被告人に有利な原則があるが，民事裁判では，医療過誤によって死亡した可能性の大小によって賠償額を増減するなどして，当事者間の調和や被害者の救済をはかる面がある．また，民事裁判は私的な争いの面倒を国家がみるという位置づけなので，当事者間で争いのない事実はたとえ間違っていたとしてもそのまま判断の基礎として，裁判官は双方から出された証拠のみで判断することになっている．

したがって，不適切な医療行為があったとしても，遺族側からそういった指摘がなければとりあえず問題としては扱われない．また，適切な医療行為であっても，医療側から十分な主張がなければ適切であるとは認められない場合がある（立証責任は原告である遺族側にあるのだが，病院側の責任を認める場合が増えているのが現状である）．刑事裁判のように，裁判所のほうから進んで証拠を調べるということはないので，当事者が証拠を十分に集めて提出することができなければ，敗訴することになる．このような裁判の進め方の違いという点からも，刑事責任は免れても，民事責任を負わされる場合は少なくないし，ときには，その逆もないではない．

もっとも，それぞれ独立してはいるものの，医師が刑事事件で有罪になった場合には，医道審議会にかけられ，行政処分を受ける可能性が高いし，民事裁判になっている場合には，その結果にも不利に働く場合が多い．一方，一般に損害賠償が済んでおり民事的に解決していれば，刑事責任が軽くなる傾向にある．特に医療過誤のような過失事件では被害者の遺族感情は，遺族から民事事件として訴訟を提起されるか否かだけでなく，検察官から刑事事件として起訴されるか否かに大きな影響を与える．このように相互に影響を与える面があるのが実状である．

しい診断」をしたのに不満をもたれるような状況には違和感を唱えるが，交通事故の後遺症患者が，より重傷であるという診断書を臨床医に要求してくることは珍しくないし，病理診断においても，生命保険会社に提出する書類では，患者がより進んだ癌であると診断してほしがっているかもしれない．このような場面では，臨床医もまた，自分が出した正しい診断結果が，たとえ目の前にいる患者に喜ばれたとしても，実は，目の前にいない加害者や保険会社には喜ばれていないという状況を，知らないうちに経験しているのである．

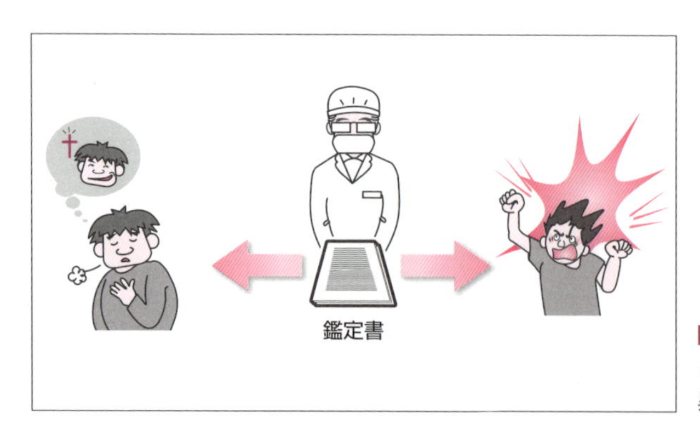

図 4　同じ診断でも加害者と被害者では受け止め方が異なる

法医学的視点

よく「法医学者は社会の要請に応えるように診断せねばならない」と言われるが，これは何も社会の求めに合わせたような診断結果を出さねばならないという意味ではない．これは，「社会が要請する法的責任の解明」を実現するために重要な点につき，正しく診断をするということである．

医局のカンファレンスでは誰しも疑いをさしはさまなかったようなことでさえも，裁判では大きな争点になる場合がある．

これは，裁判での最大のテーマは，治療方針の決定ではなく，法的責任の解明であるからである．ある事柄について，たとえ医学的には可能性が低い場合であっても，それが法的責任の所在に大きな影響を与える場合には，当事者の一方から強く主張されてくることはまれではない．したがって法医学的診断を行ううえでは，そのような点については念入りに調べておく必要がある．たとえば，老人が軽微な交通事故に遭って翌日死亡したような場合には，臨床的には誰がみても，けがと死亡とは無関係であったとしても，後日遺族が事故によって死亡したとして，加害者を刑事告訴*7したり，民事訴訟を起こしたりしてくることがよくあるので，法医解剖を行って死因を明らかにしておくことが重要である．

なお，このように法的紛争の場では，社会的に争点となり得る点について，科学的により念入りに調べるといった，**科学的な「診断の客観性」**の強化以外に，**社会的な「診断の客観性」**の確保が重要となる．医局のカンファレンスであれば，誰の

*7：犯罪の被害者やその遺族が，捜査機関に対して処罰を求める意思を申告すること（単に被害にあったことを申し出る被害届とは区別される）．一方，それ以外の第三者が行う場合を告発という．

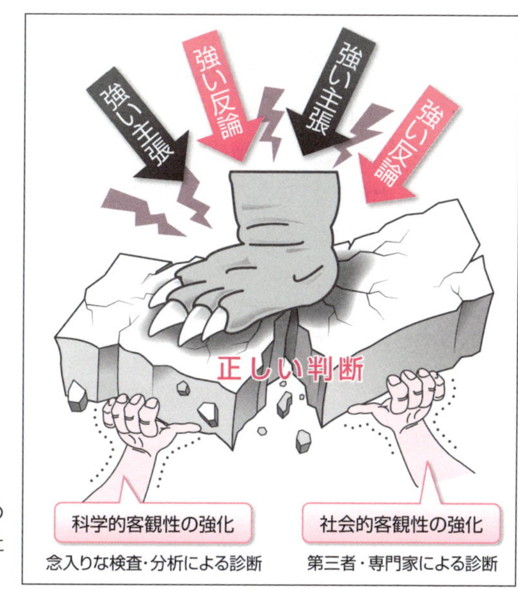

図5 強い反論に対する正しい判断の維持と，診断の科学的客観性および社会的客観性の強化との関係

意見であれ，医学的に正しい意見が採用されるが，裁判の場では，いくら識者が十分に検討した結果であっても，当事者の関係者が出した，当事者に有利な結論は受け入れられないのが普通である．医療過誤の疑いがある場合に，その病院の病理部長が行った病理解剖診断は，たとえ有名な病理学者の診断であっても，裁判では証拠として採用されない可能性（証拠としての信用性が低いと判断される場合）がある．また，当事者に有利な判断の根拠が，当事者から得られた情報である場合も同様である．主治医のカルテだけしか情報がない場合には，解剖などによって，そのカルテの記載内容の客観的裏づけが必要となってくる．

法医学的診断においては，このように法的責任の解明に関して重要な点に目を向け，法的紛争において争点となり得る点について，診断の科学的・社会的客観性を維持できる視点をもたねばならない（**図5**）．

医療従事者は治療に最大のエネルギーを注ぐべきであることは言うまでもないが，近年，国民の医療への関心や権利意識の向上に伴って法的紛争が急増しているなかで，病理診断や病理解剖においても，法医学的視点をもって取り組むことが重要である[1)]．

病理診断と法医学的問題

病理医の行う重要な業務に病理診断がある．病理診断は，悪性腫瘍をはじめとする重大な疾患の最終診断を行うもので，その誤診は大きな問題を招く．ここでは，病理診断とは何か，また，病理診断にかかわる法律や制度，医療過誤とその法的責任について述べる．

病理診断

病理診断は，臨床所見を十分に把握したうえで，患者の病変部から採取された組織を顕微鏡で観察して，総合的に最終診断を行うものである．病理診断の多くは悪性腫瘍の確定診断や除外診断（癌でないことを確かめるための診断）をするために行われる．このほか，悪性腫瘍以外の疾患*8でも，組織に生じた変化（器質的変化）を顕微鏡でみて，病気の診断や進行度の評価をするために病理診断が行われている．

病理診断は，おもに以下のような場合に行われる（**図6**）．

1）手術や治療の方針を決定するために最終診断を行うとき

2）手術中に診断を確定したり，病変の拡がりや取り残しの有無を調べたりするとき*9

3）手術後に，摘出した臓器や組織を用いて，さらに病変を詳しく調べて，より正確な分類を行ったり，病変の拡がりや，取り残しがないかを調べたりするとき

4）すでに病気の診断がなされている場合でも，治療による効果をみるときや，経過観察中に病気の進行程度を調べるとき

病理診断のために病変部から少量の組織を採取することを生検*10という．生検は，内視鏡の鉗子挿入口から差し込まれた生検鉗子によって病変部の組織をパンチ（つまんで削りとること）したり，経皮的に生検針で病変部を穿刺したり，あるいは小手術によって病変部を切除したりして行われる．生検組織の大きさは，部位や病変の種類にもよるが，通常，1mm ～数 mm 程度である．癌が疑われる部位が複

*8：皮膚疾患，肝炎，腎炎や糖尿病性腎症などによる腎障害，リウマチ性関節症，間質性肺炎，クローン病，神経筋疾患，流産などでも病理診断が行われる．

*9：術中迅速診断とよばれるもので，特殊な方法（後述）で，短時間で組織標本を作製して診断を行う．摘出しようとする腫瘤が悪性であるかどうか，また悪性であればその種類を決定する．たとえば，腹部に腫瘤があり，それが悪性リンパ腫であれば，摘出術を中止して，悪性リンパ腫に効果的な化学療法に切り替えるのが普通である．また，悪性腫瘍の取り残しや拡がりなどを調べる．手術による切除断端における癌細胞の有無やリンパ節転移の有無は，追加切除の必要性やリンパ節郭清の範囲を決定するうえで重要である．

*10：生体組織検査の意味であるが，生検という言葉のほうが一般的である．バイオプシー（biopsy）ともよばれる．

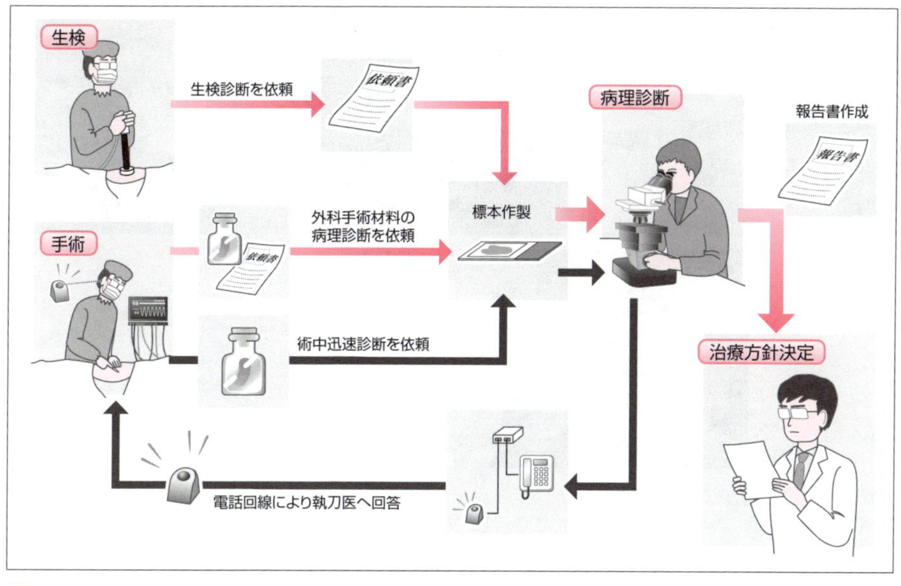

図 6　病理診断の流れ

数ある場合や，癌の拡がりを診断したい場合には数カ所から採取されるのが普通である．

生検や手術で摘出された組織や臓器は，まずホルマリンで固定されるが，手術で摘出されたものの場合，病理医は，臨床医から送られてきた臨床所見をよく検討したうえで，全体の肉眼的診断を行って，顕微鏡で詳しくみるべき部位を切り出す（切り出し）．その後，それらの組織は，アルコール，キシレンなどに通してパラフィンになじむようにされた（脱水・脱脂・パラフィン浸透）後，パラフィンに埋め込まれ（包埋），組織ブロックが作製される．さらに，組織ブロックからミクロトームで3 ～ 5μm 程度の厚さのスライスが作製（薄切）され，スライドガラスに貼り付け（伸展）後，HE 染色*11 などの染色が施されて，組織標本ができあがる（**図 7A ～ E**）．これら，一連の標本の作製過程は，臨床検査技師が担当するが，通常，数日程度を要する*12．　病理診断は，このような標本を顕微鏡で観察して行われ

*11：ヘマトキシリン･エオジン（hematoxylin-eosin）染色を略して，通常，HE 染色とよばれる．病理診断を行うために，ほとんどすべての症例で施される最も基本的な染色である．一般に，HE 染色では，核は青紫色，細胞質や線維は淡赤色に染色される．

*12：術中迅速診断のように緊急性の高いものでは，組織を特殊な樹脂に包埋して凍結し，数分でブロックを作製して，クライオスタットとよばれる特殊なミクロトームで薄切し，簡略化した HE 染色法を施して 20 分程度で標本を作製する（凍結切片）．この場合，短時間で標本ができ上がるが，通常の HE 標本に比べて質的に劣る面があり，診断が困難な場合も少なくない．

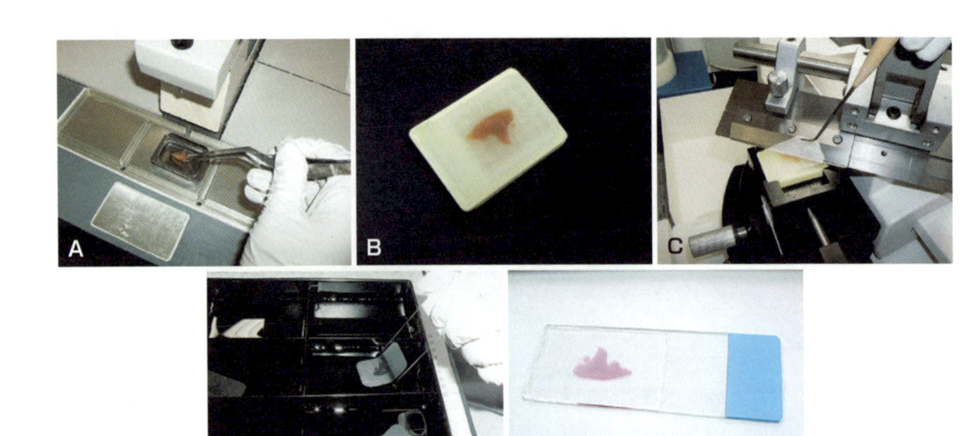

図 7 組織切片ができる過程
A：組織をパラフィンに包埋するところ，B：パラフィンブロック（パラフィンが固まった後に金属の枠からはずしたところ），C：ミクロトームで薄切するところ，D：薄切された切片を水槽に浮かべ，スライドガラスで拾うところ，E：できあがった標本.

るが，HE 染色に加えて，種々の金属イオン，粘液多糖類，線維や細菌，真菌やウイルスなどの病原体などを半特異的に染める染色を併用して診断する場合があり，それらは特殊染色（特染）とよばれている．また，特殊な物質に対する抗体を用いて，それらを特異的に染色する免疫染色（免染）が併用される場合がある．

さらに，必要に応じて癌遺伝子などの変異や増幅，過剰発現を in situ hybridization，PCR 法，RT-PCR 法などの分子遺伝学的な方法によって検索する場合がある．また，腎疾患や一部の腫瘍，脂質や多糖類の異常蓄積症，心筋症などでは電子顕微鏡が診断に用いられる場合がある．このように詳しく検索して，より正確な診断(疾病の原因となる異常の詳細な同定に基づいた細分類)を行うことによって副作用が少なく，より効果的な治療法を的確に選択することが可能となる．

なお，このほか，病理診断には，細胞診がある．細胞診は，人体から排出された液体（喀痰，尿など），体腔を穿刺して得られた液体（髄液，胸水，腹水など），洗浄して得られた検体（気管支洗浄液など）に浮遊する細胞や，粘膜を擦過して得られた検体（子宮頸部，内膜など）や腫瘍や嚢胞を穿刺吸引して得られた検体に含まれる細胞に特殊な染色*[13] を施し，細胞の異型性から，癌細胞や感染の有無などを診断するものである．生検に比べて身体への侵襲が少なく，子宮頸部の細胞診は集

*13：目的によって，パパニコロー染色（悪性細胞一般），グラム染色（細菌），ギムザ染色（血液）などを用いる.

団検診でも施行されている．

病理診断と法律・制度

病理医が直接患者を診察することはまれであるが，病理診断に際しては医師免許が必要である．従来から医師が行ってきていたが，平成元年（1989年）12月28日厚生省医事課長通達によって医行為*14であることが明らかにされ，平成20年（2008年）4月1日からは，「病理診断科」として標榜科*15の1つとなった．

専門医制度としては，日本病理学会認定病理専門医，病理専門医研修指導医が設けられてきており，また口腔領域の病理診断を専門とする歯科医師に対しては，日本病理学会認定口腔病理専門医が設けられてきている．

細胞診については，細胞検査士*16が，まず標本をみてスクリーニングを行い，最終診断を細胞診専門医が行うことになっている．細胞診専門医は，日本臨床細胞学会の認定資格である．細胞診専門医の半数近くは細胞診すべてを担う病理医であるが，呼吸器，乳腺・甲状腺，消化器，泌尿器などを専門とする臨床医が，それぞれの臓器のみを対象とする専門医としても存在している．

なお，血液腫瘍の末梢血液塗抹標本も，細胞診の1つではあるが，別に位置づけられ，主に血液内科医（および病理医）によって診断されており，日本血液学会専門医・指導医の資格が設けられている．

これらの専門医資格は各学会の認定資格として開設されたもので，新制度により日本専門医機構の設定資格に移行した後も，国家資格ではないので，仮にこれらの専門医でない医師が単独で病理診断をしたとしても，違法とはならないが，不都合が生じると，法的責任を論ずるうえでは，資格の有無が問題となる場合がある．

なお，医師法および保険医療機関及び保険医療養担当規則により，診療録は一連の診療が完結してから5年間保存しなくてはならないことになっているが，病理診断の検査報告書は，重要な診断結果を記載したものであるので診療録に準ずるものとして同様に保存せねばならない．なお，組織ブロックについては，法的には保存義務がはっきりと定義されておらず，その所有権が患者にあるか医師にあるかも意見の分かれるところであるが，医学的見地からは，再発の可能性なども考慮して，医療機関が半永久的に保存するべきであるものと考えられる．

*14：医師の医学的判断及び技術をもってするのでなければ，人体に危険を及ぼすおそれのある一切の行為．医行為のなかには，医師のみが行うことができるものと，看護師や助産師等の医療資格を有するものが医師の管理・指導の下に行うことができるものがある．病理診断はこのうち，医師のみが行うことができるものに相当する．

*15：医療法によって広告可能な診療科名のこと．平成20年4月に大幅に改訂された．

*16：臨床検査技師（または旧制度下の衛生検査技師）免許取得後，教育を受け，日本臨床細胞学会認定試験に合格したもの．

COLUMN 3　法的紛争になりやすい条件

紛争は意見が対立するということである．意見が対立するためには，2つ以上の可能性があることが前提条件となる．また，それが大きな利害に関係していなければ言い争う意義は薄くなる．このようなことから，ある事柄について，①2つ以上の可能性があり，②大きな利害と関係している場合には紛争になりやすい（図①）．一般に2つ以上の可能性の程度が互いに同程度であればあるほど，また利害の程度が大きければ大きいほど大きな紛争に発展しやすい．

裁判のような法的紛争の場合，②は社会的利害である．まず，重い刑事罰や多額の損害賠償を課せられたり，厳しい行政処分を受けたりするなどの加害者の負担がある．また，被害者側からみれば賠償金のような金銭的なものだけでなく，被害者の名誉や遺族の真実を知りたいという感情や処罰感情も大きく関係してくる．

一般に，ある事柄について現実的に「そうである可能性」と，「そうであると主張される可能性」は別問題であるが，この2つはよく混同されやすい．交通事故の後に死亡したが，「事故で死亡した可能性」がほとんどない場合

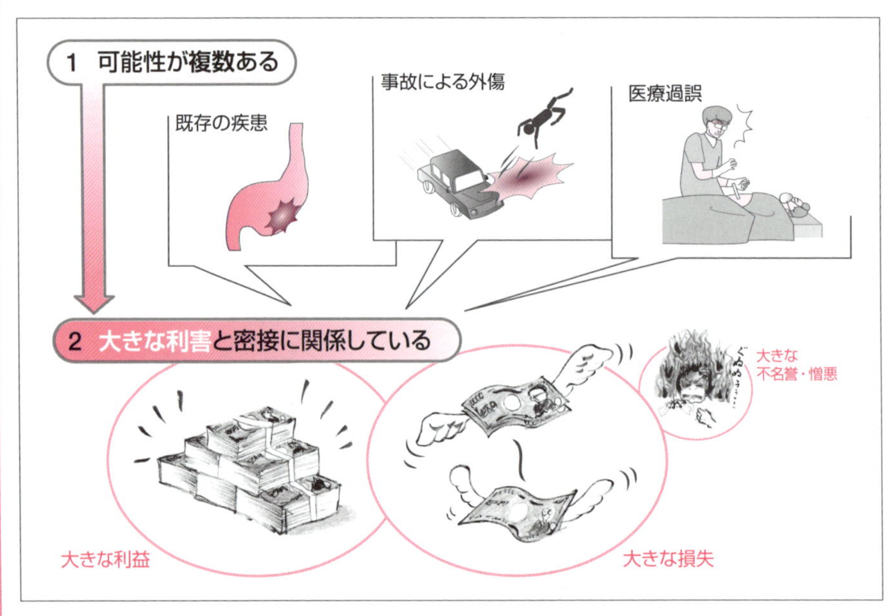

図①　紛争になりやすい条件

紛争は，1．複数の可能性がある場合であり，2．大きな利害と密接に関係している場合に生じやすい．

病理診断にかかわる医事紛争

医療の過程で発生した有害な結果を医療事故（改正医療法で医療事故調査制度の対象となる「医療事故」については，213頁参照）というが，このうち，医療側に

には，臨床医はその判断で問題は生じないと思いがちであるが，社会的な利害と大きく関係するために，後に「事故で死亡したと主張される可能性」は低くない（図②）．

このような構図に違和感を覚えるかもしれないが，臨床医は「癌である可能性」がほとんどない場合であっても，少しでも疑われるならば，「癌の疑いで（癌だといって）検査を進めることになる可能性」はかなり高い．この場合，臨床医は癌であるとかあってほしいと思っているわけではなく，除外しようとしているのではあるが，論理的には，大きな利害にかかわるので，「癌である可能性が低いにもかかわらず，それを疑う措置をとる可能性はかなり高い」のである．

法医学的診断の場合に，どのような点が重要であるかが理解されにくいのは，癌が生命の行く末に大きな影響を与えることは誰でも知っているが，どのような点が裁判の行く末に大きく関係するかについては，一般市民はもとより，臨床医にも十分に理解されていないからである．

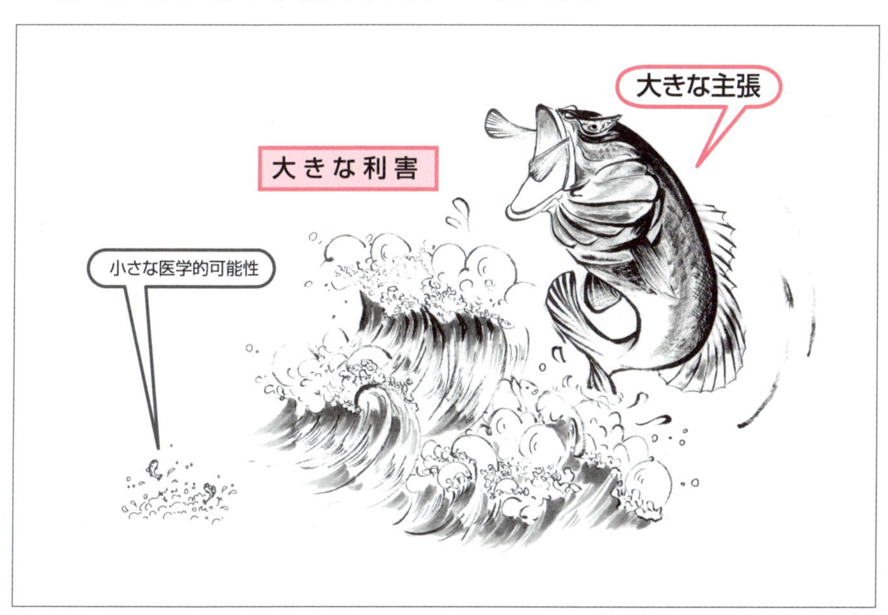

図②　小さな医学的可能性も，大きな利害に関係すると大きな主張となることがある

何らかの過失があったものを医療過誤という．医療に関係して，医療事故や過誤の有無にかかわらず，医療側と患者側の間に発生したすべてのトラブルを医事紛争という（図 8）．病理診断にかかわる医療過誤の多くは，臨床医に誤った最終診断が返されることや診断が遅れることによって発生する．

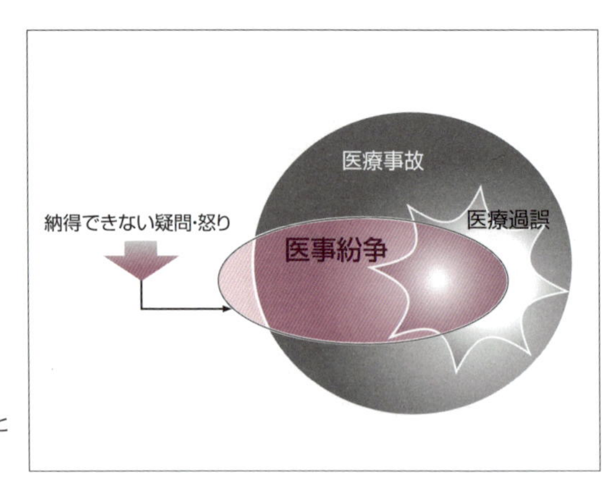

図 8 医療事故，医療過誤と医事紛争の関係

病理診断における誤診とその影響

病理診断の誤りには，臨床的に重大な影響を与える誤りと，学問的な分類や名称などに関する誤りがある.臨床的に重大な影響を与えて医療過誤につながる誤りは，治療法や予後に影響を与える誤りである．これらの多くは，悪性腫瘍の診断に関係するものであるが，結核，真菌や原虫など，通常の抗生物質とは異なる治療が必要な感染病原体の見落としもまた，誤った治療法や治療時期を逸することにつながるため，重大な結果を招く場合がある．

悪性腫瘍の診断では，悪性腫瘍を良性と診断してしまったために治療時期を逸する場合がある．このような誤診はいろいろな悪性腫瘍で生じるが，米国の報告では，悪性黒色種，乳癌，子宮頸癌などで特に多い[4]．また，悪性病変を別の悪性腫瘍と診断することにより，異なる治療法を施されてしまう場合（たとえば，癌と悪性リンパ腫）もある．一方，良性病変を悪性と誤って，不要な侵襲的治療（切除術や副作用の強い化学療法）を行ってしまう場合もあるが，乳腺などで特に問題となる．

このほか，癌の広がりについての誤診は，余分な切除や取り残しの原因となる．

このように，悪性腫瘍の病理診断における誤診は，すぐさま重大な結果につながる可能性が高いが，一方，良性病変を別の良性病変と誤診したような場合には，治療法が大きく変わったり，予後に影響を与えたりしないこともあり，必ずしも，ただちに医療過誤事件となるわけではない．

臨床医によって患者から組織が採取され，病理医が病理診断を行うまでには，多くの人間による，多くの処理が関与している．また，診断がなされたあと報告書が臨床医に届くまでにもいくつかのステップが関与している．

COLUMN 4　医療行為が適法であるための要件

医師が行う検査や治療は，多くの場合，何らかのかたちで身体に侵襲や負担を加えることになるため，法律的にみれば，刑法上の傷害罪や暴行罪の構成要件に該当する．正当行為として違法性が阻却されるためには，以下の3つの要件が必要である．

1) 診療を目的としていること
2) 医学上，一般に承認された方法であること（一般的に相当である方法であること）
3) 患者本人あるいは法定代理人（本人に承諾能力がない場合）の承諾があること

したがって，臨床医は「医学の発展のため」に，検査，投薬や手術などを行ってはならない．ただし，新しい癌遺伝子などの分析によって，より的確な診断が期待できるような場合には，倫理委員会などによる一定の審査を経て承認が得られれば，患者の承諾のもとに可能である．

また，患者の承諾は必要性，危険性や代替手段について十分な説明を受けたうえでの自由意志（意思）に基づく同意·承諾（インフォームド・コンセント informed consent）でなければならない．医師が治療をどのように進めるかについてはある程度の裁量権が認められているが，最終的には，患者の自己決定権が優先される．したがって，医学的には乳房を切除したほうが生存率の高い場合であっても，患者が温存を希望すれば，その意思を尊重しなければならない．

通常，一般的な医療行為については承諾のもとに受診しているものとされるが，侵襲性の高いもの（危険や苦痛を伴うもの）については，その都度承諾を得る必要があるとされている．また，承諾は損害賠償請求権をも排除するものではなく，予想された範囲内，あるいは医師の最善の努力にもかかわらず生じた不測の事態に対して苦情を言わないという程度にとどまるものである．

なお，本人が意識不明で承諾できないような場合には，たとえば，宗教上の理由などによって輸血を拒否する意思があるということが明白であるような場合を除いて，緊急性・妥当性に応じて承諾が得られるであろうという推定（推定的承諾）のもとに治療を進めてよいことになっている．

病理診断における誤診の原因には大きく分けて，1）検体の処理や報告過程における間違いと，2）医学的な判断の誤り，がある．

1．病理診断における検体の処理や報告過程における間違い

誤診といえば，医師の判断の誤りをまず思い浮かべるが，検体の取り違え，標本作製方法の誤り，所見の記入や報告段階での取り違えなども，医療過誤を論ずるうえでは，きわめて重要な要因である．

臨床医が生検した患者の組織が標本となるまでには，採取時，病理診断科への運搬，事務処理，標本作製時の数々のステップにおいて，書類上の誤記や検体ラベルの取り違えや，最悪の場合には検体の紛失が生じる可能性がある．病理医もまた，標本を顕微鏡にのせる段階や所見を書く段階で他の検体と取り違えないように注意しなければならない．同じ日に，同姓の患者の検体やよく似た臓器の検体がある場合には，特に注意が必要である．基本的に検体は番号と名前，生年月日で把握すべきであり，そのうち1つでも一致しない場合には，すべてをチェックしなおさなけ

ればならない.「あの大きなボトルに入った」検体とか,「昨日, 夜遅く先生がもってきた」検体といったような表現は, 間違いの原因となる.

検体の取り違えは, あらゆる場面において最も注意しなければならない, 医療過誤の最も重大な要因の1つである. 単なる勘違いであり, 能力の問題ではないと思われがちであるが, 医療で重要なことは, **「正しい判断」**をすること, そしてその判断に基づいて**「正しい業務の遂行」**をすることである. 不注意による検体の取り違えは, 誰にでも起こりうることであるが,「わかってはいたが, 間違っただけ」といったような事後評価は, 医療従事者としての基本的な能力を欠いているといわざるを得ない. もっとも, 個人個人が「注意して取り違えをしないように努力する」ことは重要であるが, なによりも重要なことは,「気をつけるように」注意を喚起したり,「不注意な従業員があとをたたない」と嘆いたりすることではなく,「(多少の不注意が生じた場合でも) 取り違えが起こりにくいような環境を整備するために努力する」ことである.

具体的には, 検体番号を張り替えたり書き写したりするステップをできるだけ減らし, チェックポイントを増やすことが大切である. 特に臨床診断と病理診断が異なった場合には, さらにもう一度チェックするといったような体制が重要である. 日本では, 踏切道改良促進法によって, 多くの踏切が立体交差に変えられて踏切事故が減少してきたが, 検体処理においても, 間違いやすいステップはできるだけ別の方法に変えていくことが有効である.

なお, 病理診断ではHE染色のほか, 特殊染色や免疫染色などを行って診断をするが, 特殊染色がうまくいっていないと, 病原体などを同定しそこなう原因となる. また, 通常, 免疫染色は抗体の種類にかかわらず, 同じ発色機構を利用する. したがって, 免疫染色の段階で間違った抗体で処理されてしまうと, 異なる物質が陽性であると認識され, 誤診の原因となる. また, HE染色の条件に問題があり, 核が濃く染まったり, 薄く染まったりした場合, 悪性度の評価を誤る可能性がある*17. また, 検体の固定不良や乾燥などによる変質は正しい診断を困難にする.

病理診断用の検体特有の問題として, 検体間のコンタミネーションがある. 手術標本では, 切り出し用のカッティングボード (まな板) にこぼれ落ちた前の症例の癌組織や癌細胞が, 別の症例の臓器に付着して, 良性病変に悪性細胞が混入してしまう場合がある. また, 切片作製時においても, 悪性組織を含むパラフィンの小片

*17: 一般に, 悪性腫瘍の細胞の核は大きく濃染する傾向にあるので, ヘマトキシリンが過染すると, 悪性細胞にみえる (悪性度が高くみえる) 可能性がある. また逆の場合, 悪性度が低くみえる場合がある. デジタル画像として取り込まれた組織像をCD等で郵送したり電送したりして検討する場合, 送り元と送り先の両者がみているモニター間で画像の色調が共通であるかについて注意しなければ, 誤診の原因となりうる[5].

が別の検体の標本スライドガラスに付着して混入する場合がある*18．良性病変に悪性細胞が唐突に存在している場合には，明らかに混入したものであるとわかるが，壊死組織に小さな組織が混入したような場合にはわかりにくい．同一症例での混入では，癌細胞の存在自体に疑問を抱かないため，癌の浸達度や転移臓器などに関する誤診を招きやすい．

なお，病理医が正しい病理診断に到達したとしても，所見を書く段階で間違いが生ずる場合がある．米国では「no malignant cells identified（悪性細胞は認められない）」の「no」が欠落して，「malignant cells identified（悪性細胞が認められる）」となってしまった例が報告されている[4)]．このような間違いを防ぐためには，「上記の診断を示唆する所見がみられる」といったような抽象的な所見の記載ではなく，所見の内容だけからでも診断名が浮かんでくるような具体的な記載をすることが重要である．

また，このほか，報告書が臨床医に届けられる過程での取り違えや誤配による診断の遅れが生じる場合などがある．

2. 病理診断における医学的な判断の誤り

病理診断における医学的な判断の誤りの原因は，病理医の知識不足，勘違いや不注意などによっても起こり得るが，病変の一部を採取して組織標本を作製し，顕微鏡による組織学的な観察によって最終診断を行うといった診断法自体に限界があるといった点も忘れてはならない．

悪性腫瘍と良性病変が類似した形態を示す場合には，悪性腫瘍を良性病変として診断してしまうことやその逆の可能性があるため，注意が必要である．このような場合，正しい臨床所見（表面の色調や形状，痛みの有無），臨床経過（増大傾向など）や年齢などを考慮したうえで総合的に診断する必要がある．また，鑑別のために免疫染色や癌遺伝子の検索などさらなる精査が必要となってくる場合もある．なお，最終的に，「現段階では診断が確定できない」という結論に達する場合もある．

また，少量の癌細胞を見落とす危険性は，病理診断には常に内在している．印環細胞癌や種々の未分化癌のように分化度が低く，細胞集団をつくらない悪性腫瘍のリンパ節転移ではこの傾向が強い．このような場合，注意深く観察するだけでなく，特殊染色や免疫染色によって癌細胞を染め出すことによって見落としを防ぐ方法がとられる．また，PCR法によってリンパ節内の癌細胞の転移の有無を調べる場合

*18：パラフィンブロックをミクロトームで薄切してできた薄い組織のスライス（切片）は，いったん水槽に浮かべられ，スライドガラスでこれを掬うようにして拾われ（図7D），熱伸展器で貼り付けられる（伸展）．このときに水槽内に浮かんでいた別の検体の癌組織の小片が，スライドガラスに付着して混入してしまう場合がある．

がある．

このように，間違えないように，見落とさないように，工夫を凝らしてよく調べなければならないわけであるが，診断の大前提である診断材料が量的，質的に十分でない場合には無理に診断をすることを避けなければならない．特に，炎症などで壊死に陥った部分では，悪性細胞の同定や変性した良性細胞と悪性細胞との鑑別が困難となる場合があり，再度の生検が必要となることがある．

以上のように，病理診断では，適切な材料を適切な方法で処理し，適切な知識で注意深く観察することが要求される．それらのいずれかが欠けると医学的な判断を誤る可能性がある．

病理診断がかかわる医療過誤と法的責任

正しい病理診断が臨床医のもとに返らなかった場合，正しい治療ができなかったり，不必要な外科切除に代表される間違った治療が行われたりして，医療過誤が生じることになる．

病理診断における誤診に伴って生じる法的責任

医療過誤において，法的責任が課せられるための要件としては，①過失があること，②実質的な損害が発生していること，そして③両者の間に因果関係があることが必要であるとされている（COLUMN7「法的責任が課せられるための要件」203頁参照）．

当然ながら，誤診によって治療方針を誤って患者が死亡した場合などには，法的責任を負うことになる．一方，死亡や不必要な外科的切除あるいは治療による重大な副作用などの実質的な損害が発生しなかった場合には，誤診をしていたとしても，基本的には法的責任は課せられない．たとえば，誤診によって治療法が変わらなかったような場合や，すぐに気づいて正しい治療に切り替えられて治癒したような場合である．また，死亡したような場合であっても，それが誤診が原因で死亡したものでなければ法的責任は課せられない．早期癌を見落としたような事例でも，癌が進行する前に心筋梗塞で急死したような事例がこれにあたる．また，誤診によって，適切な治療法がなされなかった場合でも，悪性度が高く，いずれにしても死亡したような場合には，誤診と死亡との間に因果関係がないと判断されれば，法的責任を免れることがあるが，民事裁判ではわずかながらでもあった延命の可能性（相当程度の可能性）や期待権の侵害（COLUMN6「医療における法的責任」200頁参照）という点から慰謝料の支払いを命ぜられる場合がある．

病理診断における医学的な判断の間違いによる誤診の評価

病理診断における誤診の要因については先に述べたが，病理診断は最も信頼できる診断とされながらも，この手法にも限界があるという点をよく理解しておく必要がある．したがって，診断全般に言えることではあるが，鑑別が困難である場合や，臨床所見や年齢・性別などを考慮したうえで例外的なケースであるために誤診するに十分な理由があった場合には，結果的には診断が違っていても，過失と評価することは間違いである．

病理診断ではCTやMRIなどの画像診断と同様，診断時に用いた資料がすべてそのまま保存されている．したがって，見落とした場合には明確な証拠が存在することから，病理医はその責任を追及されやすい面がある．後になって，この標本には絶対に癌があるという前提で，長時間かけて1枚の標本を見れば，誰でも癌細胞（であると考えられる細胞）を発見することが可能である．それゆえ，病期が進行して診断が明らかとなってから別の病理医が遡及的に標本を見た場合，見落としであったと評価されてしまう危険性がある．しかしながら，日常診療のなかで診断にかけることのできる時間の範囲内では，とてもみつけることができないような，ごくわずかな異常を見出さなかったことをすぐさま過失と評価するのは誤りである．

近年，病理診断が進歩し，特殊染色や免疫染色，分子遺伝学的な手法によって，より正確な診断が可能となってきているが，これはどの施設でも可能というものではない．病理診断においても，医療水準，転医義務（COLUMN7「法的責任が課せられるための要件」203頁参照）といった考えが適用されるかについては，はっきりとした見解はないが，まれな疾患や診断が困難な疾患の診断においては，病理医はできるだけ，その分野を専門とする病理医のコンサルトを受けるように努める必要がある．

なお，病理診断は組織切片の像のみから確定できる場合と，臨床医から提供された所見とを総合してはじめて，確定できる場合とがある．臨床医は，いったん病理診断がなされた後でも，治療に対する反応性が病理診断と矛盾する場合には，臨床所見や病理診断を再検討すべき場合がある．このような場合，どの時点で誰が間違いに気づくべきであったかという点が問題となることがある．

チーム医療のなかで起こる病理診断の誤診とその責任

生検診断や術中迅速診断では，適切な部位から採取されたものでなかったり，臨床所見が間違っていたりすると，病理診断が行われるための大前提が崩れ，正しい診断ができない原因となる．

COLUMN 5 診断の構成要素と病理診断の意義

一般に「診断」と言えば，「診断名（病名）」のことだと思われがちであるが，診断は「診断名」とその「確実度」からなる（図）．

中高年の喫煙者に咳が続く場合，肺癌の可能性を検討する必要がある．このような場合，患者が初診時から「私は絶対に肺癌だ」と言ってきたとしても，医師は，このような症状があっても癌ではない場合のほうがむしろ多いので，すぐに「肺癌である」と診断するわけにはいかない．「肺癌も心配なので調べてみましょう」と言って，胸部X線検査を行うことになる．その結果，陰影が認められると，肺癌である可能性は高くなる．そして気管支鏡で腫瘍性病変が認められれば，癌を強く疑う．病変部から生検して病理診断の結果，肺癌細胞が見出されると，診断が確定する．確かに病名だけにとらわれると，患者が「肺癌だ」と，いち早く的確な診断をしていたようにみえるが，この時点では，正確には「肺癌（可能性もあり）」ということにすぎない．これに対して病理診断で「肺癌」といった場合には「肺癌（確定）」を意味する．医師の説明が十分に伝わっていないと，患者は，素人の自分でも早くから肺癌という正しい診断をしていたのに，医師はいろいろと迷って検査をして，やっと自分がはじめから言っていた診断にたどり着いたことに不満をいだく場合がある．このように一般社会では，診断が「診断名」と「確実度」からなりたっているということが認識されていないので，万一，聴診器を当てただけで癌だと言ったり，そうでないと言ったりする無責任な医者がいたとしても，たまたま「診断名」が最終的に一致すれば，「やはり，あの先生は名医だ．このごろは，いろいろと検査をしないとわからない医者が多いのに」と絶賛される場合もないではない．

臨床医の多くは，こういった患者の誤解を迷惑がるが，このような構図は，臨床医と病理医の間にもなりたたないわけではない．経験の浅い臨床医は，X線写真で大きな陰影がみられ，臨床的にはどうみても癌であるのに，病理医が癌という診断を出さず，再検を要求したような場合，「この大きな陰影を癌でないというのですか」と病理医を非難することがある．しかしながら，病理診断の意義は，生検された組織内に癌細胞を同定して診断を確定する点にあるので，採取された組織に癌がない場合には，病理医はX線所見から癌を疑った臨床診断の妥当性は認めたとしても，それと同じ「診断名」の病理診断を出すわけにはいかない．再検によって癌が確定したときに「臨床的に癌が疑われ→病理診断によって癌であること（およびその種類）が確定し→治療方針が決定できるようになった」という，大切な診断のプロセスが実感できない未熟な医師も，また，前出の患者のように病理医のせいで診断が遅れたと嘆くことになる．

似たような悩みは，法医学者と警察，警察と社会の間にも存在する．絶対に殺人だという状況証拠があっても，法医学者は医学的な

内視鏡的に胃癌が疑われ，臨床医が生検したものであっても，癌病変から的確に生検できていなければ，病理診断は「癌細胞はみあたらない」となる．このような場合，局所的にみれば，病理医は正しい診断をしたということになるが，医療チーム全体としては，正しい最終診断に到達していないことになり，責任を追及される可能性がある．

このような事態を避けるためには，病理医は診断を行ううえで，臨床所見にはある程度間違っている可能性が内在しているということ，病変部から組織が採取できていない可能性が生検には必ずあるということを念頭に置いておく必要がある．患者の年齢，性別，症状，臨床所見，臨床経過や病歴などの臨床情報から，どのよう

証拠が死体で確認できなければ，そうだという法医学的診断は下せない場合がある．このことは何も法医学者がその状況証拠の意義を理解できているか否かということとは別問題である．警察もまた，詳しい捜査の結果，犯人を逮捕したとしても，一般社会からは，前からあやしいとみんなわかっていたのに，「今ごろようやく逮捕ですか」といった批判を浴びることも少なくない．しかしながら，専門家はあやしいというだけで逮捕するわけにはいかないし，そのような考え方はときとして誤認逮捕の原因にもなる．

このように，どのような分野でも，確定的な最終判断に近いものを出すには，より慎重で専門的な検討が必要となるため，「診断名」だけにとらわれると，みんなが指摘しているのに専門家だけが最後まで気がつかなかったような印象を与える．医療の場では，このようなことから，患者が正しいことを言っていたのに医師の診断が遅れたという誤解を受け，紛争となる場合も少なくない．

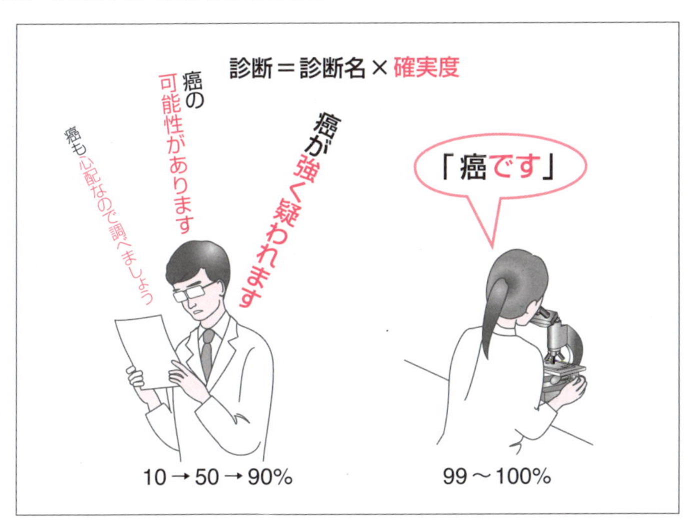

図　診断の構成要素

な病態が考えられるかを十分に把握し，標本を見た結果，問題点があれば，臨床情報の内容の正確性および的確に生検されているかについて再度検討し，必要があれば，あらためて生検するべき旨を診断に併記することが重要である．臨床医もまた，予想外の病理診断が返ってきた場合には，このような点を再検討する必要がある．このような姿勢は，臨床側の問題点を修正するだけでなく，病理医の診断上の誤りや検体の取り違えを発見するうえでも有効である．

病理診断は病理医によって行われるが，それまでの過程で，臨床医や臨床検査技師など多数の職員が関与している．このようななかで，ミスが重なって複合的な要因で誤診が生じた場合には，共同不法行為として関与した者の責任が問われることになる．しかしながら，確認システムやミスの検出システム自体に問題があるような場合には，監督者や管理者が法的責任を負うことになる．特に民事裁判では，ミスの原因が解明できなかったとしても病院全体として正しい診断に基づく医療が提供できなかった責任が問われることになる．

近年，このようなミスによる医療過誤を防止するため，病院の安全管理活動として，間違いが起こったが結果的には被害がでなかった事例(ヒヤリ・ハット事例*19)を積極的に報告させて活用している．実際，1つの重大事故の陰には29件の軽傷事故と300件の無傷事故が存在するとされている（ハインリッヒの法則）．病理診断では，「悪性所見なし」の検体間では，検体の取り違えがあったとしても実害は発生しないことが多い．このような間違いは，実は気づかれていないだけで，重大事故が発生する前から，インシデントとして存在している可能性がある．こういったものを，その段階で発見し，システムの改善を行い事故防止に努めることが重要である．

なお，刑事責任においては，システム自体に問題はなく，担当者の重大な過失によって検体の取り違えが生じ，管理者による発見が困難であったような場合には，担当者のみが責任を負う場合がある*20．

病理解剖業務における法医学的問題

病理解剖は，長い間，臨床医学や病理学の発展に大きく寄与してきた．1980年代には全国で年間約4万件程度の病理解剖が行われていたが，超音波診断装置・CT・MRIなどの画像診断の開発や，血管造影法，内視鏡検査などの進歩によって生前に腫瘍の存在やその大きさなどが把握できるようになり，また，そのような病変に対して経皮的生検や内視鏡的生検が積極的に行われるようになってくると，その数は漸減してきた．今なお，医学の進歩や臨床業務の質の向上において重要な位

*19：医療事故がアクシデント（medical accident）とよばれているのに対して，ヒヤリ・ハット事例はインシデント（medical incident）とよばれている．2001年に開始されたヒヤリ・ハット事例収集事業は，厚生労働省から日本医療機能評価機構・医療事故防止センターに移行し，全国の参加登録医療機関から誤った医療行為等が患者に実施される前に発見された例，実施されたが影響のなかった例や軽微な処置・治療を要した例の情報が集められ，分析・情報提供が進められている．2004年からは，さらに，医療事故の情報収集・分析も開始されている．

*20：チーム医療のなかでは，それぞれの担当者が相当な注意を払って働いていることを信頼して業務を進めることができるものとし，管理者は管理者としての注意をしていれば，いちいちすべてをチェックする責任までは負わないという考え方．信頼の原則とよばれる．

*21：大学等における臨床医学・病理学の研究や診療の質の向上・教育には不可欠であり，臨床研修指定病院をはじめ，種々の認定施設であるための条件として，一定の病理解剖数や剖検率を満たすことが規定されている．

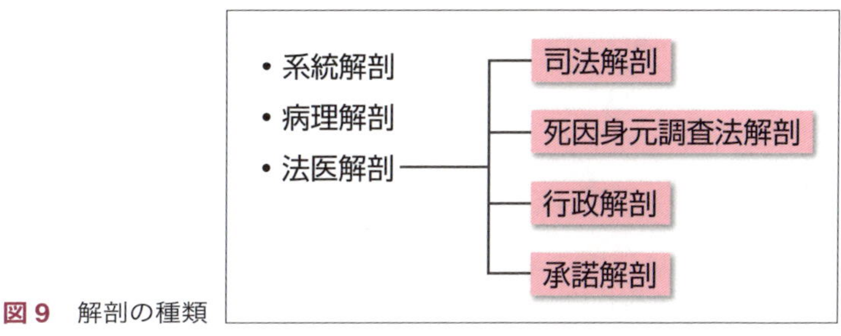

図 9 解剖の種類

置を占めていることに変わりはないが*21，現在は年間約 1 万 5 千件程度となっている．

病理解剖は，従来，もっぱら大学や病院の医師が遺族に特別にお願いをして行われてきたものであった．しかしながら，近年，国民の医療への関心や権利意識が高まってくると，病院で療養中に死亡した事例であっても，死因や死亡した経緯に疑問がいだかれるようになり，それをはっきりさせるために遺族のほうから病理解剖を求める場合も多くなってきた*22．近年，患者が死亡した場合には，主治医は死因や死亡の経緯について遺族に説明するとともに，さらなる死因の究明手段として病理解剖があること，解剖をすればどのようなことが明らかになる可能性があるかなどを十分に伝える必要があるとされている．

ここでは，病理解剖を中心に解剖について法律や制度の面から解説し，特に医療関連死における解剖の役割や問題点について説明する．

解剖と法律・制度

解剖は，医学の進歩のみならず，社会正義の実現，安全･安心な社会の構築にとって必要不可欠かつ重要な行為であるが，刑法 190 条に規定された死体損壊罪の構成要件に該当する可能性のある行為であり，特別な場合にのみ例外的に許されているものである．法律で細かく規定されており，重要な項目について説明する．

● 解剖の目的と種類

解剖は，その目的によって，1）系統解剖，2）病理解剖 および 3）法医解剖の 3 種類に分けられる（**図 9**）．

*22：明確な定義はないが，このように医療事故やその疑いのあるもの，遺族が疑問や不信感などをもっており納得していない死亡事例を医療関連死（「診療行為に関連した死」または「診療関連死」）とよんでいる．

COLUMN 6 医療における法的責任

医療に関係する主な刑事罰としては，以下のものがある．現行の制度では，医療過誤は刑法 211 条（業務上過失致死傷罪・5 年以下の懲役若しくは禁錮又は 100 万円以下の罰金）に問われることになる．このほか，診断書に虚偽（認識している事実と異なること）の内容を記載すると虚偽診断書等作成罪（刑法 160 条），医師が公務員の場合には虚偽公文書作成罪（同 156 条）に問われる．医師のほか，薬剤師，助産師などが業務によって知り得た人の秘密を正当な理由なしに漏らしたときには秘密漏示罪（同 134 条）となる．また，看護師など他の医療資格者も刑法以外の法律によって罰せられることになっている．このほか，刑法では業務上堕胎及び同致傷罪（同 214 条）が規定されている．刑法以外では，医師法，死体解剖保存法，感染症法，麻薬及び向精神薬取締法などにおいて，主として届出などに強制力をもたせるために刑事罰（主として罰金刑）が規定されている．

医療過誤で年間約 100 件弱の事件が検察庁に送致（事件として捜査結果が警察から送られること）・送付（告発された事案はすべて捜査結果が送られることになっている）されているが，重大な過失や故意があるものを除けば，不起訴や起訴猶予（重大性や情状などにより起訴が猶予されるもの）となる場合も少なくない．また，刑事罰の多くは罰金刑であり，禁錮刑であっても，ほとんどの例で執行猶予がついた判決となっているのが現状である．

ただし，医療過誤で刑事罰を課せられた場合には，行政処分（COLUMN2「法的責任」180 頁参照）の対象となり，多くの場合，免許停止処分となる．また，平成 14 年（2002 年）12 月 13 日に医道審議会から出された，「医師及び歯科医師に対する行政処分の考え方について」のなかで，刑事事件とならなかったものについても，明白な注意義務違反が認められる場合には処分の対象とすることが述べられている．

なお，免許取消し処分となった例のほとんどは他の刑法犯によるものであり，通常の医療過誤だけで免許取り消しとなることはないのが現状であるが，2000 年以降，厳罰化傾向となり 2005 年頃から，医療過誤による免許停止処分が急増していたが，現在ではごく少数となっている．

一方，民事的には，年間約 800 件程度の民事訴訟が提起されているが，近年，高額の損害賠償が認められる傾向にある．診療科別にみた場合，内科，外科，整形外科，産婦人科が全体の約 60%を占めるが診療科による差が大きい．なお，実際に訴訟となるのは医事紛争のうち 10%程度と言われており[6]，何らか

1. 系統解剖

身体の正常な構造を明らかにするための解剖．医科あるいは歯科大学（学部）の解剖実習のほか，外科手術など新しい臨床手技の確立のための人体構造の解析や人類遺伝学的研究などのためにも行われる．死体解剖保存法 7 条*[23] の規定による．

2. 病理解剖

患者の死亡後に診断がどこまで正確にできていたか，病気がどの程度まで進行していたか，治療がどれだけ有効であったかなどを調べるために病理医が行う解剖．臨床医学・病理学の研究や診療の質の向上など，臨床医学の進歩のために行われる．死体解剖保存法 7 条の規定による．

のかたちで，医事紛争となっているものはかなりの数になる．

医療過誤の場合，医療側の過失（不法行為）によって損害が生じた場合あるいは，診療契約が医療側の責めに帰すべき事由（実質的には過失と同じ）によって履行されなかったこと（債務不履行）により生じた損害に対して，民法上の賠償責任が発生する．いずれの理由でも損害賠償請求をすることができるが，時効（前者では，損害及び加害者を知った時点から3年または不法行為から20年に対して，後者では履行期から10年）や証明責任（過失などの事実を証明する責任が，前者では患者側に，後者では医療側にある）などの関係で，医療過誤事件では後者を理由として請求される傾向にある．この場合，適切に治療ができるような体制を病院が完備していなかったことによって診療契約が履行されなかったという理由で病院が訴えられるかたちとなる．

また，民法上の使用者責任（監督責任も含まれる）という点からも，直接医療行為を担当しなかった診療科の部長，看護師長，院長や理事長，病院などに損害賠償請求が及ぶ．医療過誤の被害者の遺族のなかには，直接医療過誤に係った担当医師自身の責任を糾弾したいとする者も少なくないが，訴訟は通常，弁護士によって進められるため，金銭賠償が中心の民事訴訟では，支払い能力などの点から，病院あるいは病院と担当医師が訴えられることが多い．このような理由から，病院やその管理者は，医療過誤があった場合には，その民事責任を負うのが普通である．また，病院だけが訴えられ，担当医師が訴えられなかった場合でも，病院が敗訴すれば，担当医師は，病院に与えた損害の支払いの一部（10%程度）を病院から要求される場合があり，結局は民事責任を負うことになり得る．

なお，民事事件では，医療側の行為によって，外観的には損害が生じていない場合でも，患者に対して十分な説明がなされていないと，説明義務違反として賠償義務が生じる場合がある．また，悪性腫瘍などの事例で診断の遅れや見落としがなかったとしてもやはり死亡したと考えられるような場合であっても，「いくらか（目安としては20%程度）はあったと思われる延命の可能性（相当程度の可能性）」に基づく損害に対して，さらには誤診がまったく延命に影響を与えていないとしても，医療が著しく不適切であった場合には，「適切な治療を受ける可能性が失われたこと」や「死亡するまでの間充実した日々を送ることができた可能性」に対する精神的損害（期待権侵害）に対して，比較的小額ではあるが慰謝料を認める場合がある．

＊23：死体解剖保存法7条

死体の解剖をしようとする者は，その遺族の承諾を受けなければならない．ただし，次の各号のいずれかに該当する場合においては，この限りでない．

一　死亡確認後三十日を経過しても，なおその死体について引取者のない場合

二　二人以上の医師（うち一人は歯科医師であってもよい．）が診療中であった患者が死亡した場合において，主治の医師を含む二人以上の診療中の医師又は歯科医師がその死因を明らかにするため特にその解剖の必要を認め，かつ，その遺族の所在が不明であり，又は遺族が遠隔の地に居住する等の事由により遺族の諾否の判明するのを待っていてはその解剖の目的がほとんど達せられないことが明らかな場合

三　第二条第一項第三号，第四号又は第七号に該当する場合（＝司法解剖，死因身元調査法解剖または監察医による行政解剖）

四　食品衛生法第五十九条第二項の規定により解剖する場合

五　検疫法第十三条第二項後段の規定に該当する場合

＊24：刑事訴訟法229条に基づき，犯罪死の疑いのある死体や犯罪死体でないとは言えないような死体があるときに，それが犯罪によるものであるかを判断するために，検察官や司法警察員である警察官，海上保安官などが死体やその所持品等を調べることをいう．刑法192条において，検視を経ずして変死者を葬ることは禁止されている．このような検視は司法検視ともよばれるが，これに対して，非犯罪死体につき，医師を立ち会わせて死因を究明する死体見分を行政検視とよんでいる．

刑事訴訟法229条

変死者又は変死の疑のある死体があるときは，その所在地を管轄する地方検察庁又は区検察庁の検察官は，検視をしなければならない．

2　検察官は，検察事務官又は司法警察員に前項の処分をさせることができる．

3. 法医解剖

異状死体の検視*[24]の結果，捜査上の必要性や死因の決定のために行われる解剖．犯罪の捜査や裁判のための証拠などを調べるため，あるいは公衆衛生上の目的から行われる．いずれも警察（および海上保安庁など）が関与する解剖である．なお，法医解剖は，犯罪性の有無や制度の違いから，さらにa）司法解剖，b）死因身元調査法解剖（新法解剖），c）行政解剖，d）承諾解剖に分けられる．いずれの解剖においても，死因，創傷の有無やその成因，死因との因果関係，既存の疾患の有無，中毒の有無，死後経過時間などが調べられ，場合によっては身元の同定も行われる．

a. 司法解剖

犯罪に関係のある死体（犯罪死体）あるいはその疑いのある死体（変死体）について，検察官もしくは警察・海上保安庁などの司法警察員から嘱託を受けた鑑定人が捜査や裁判に必要な事項について調べる解剖．刑事訴訟法168条*[25]および229条*[24]の規定による．

b. 死因身元調査法解剖

平成25年4月から，死因身元調査法6条1項*[26]に基づき，司法解剖の対象となる「犯罪死体あるいは変死体」以外につき，死因及び身元を明らかにするために，警察署長の権限で，大学などに委託して解剖を行うものである．「新法解剖」ともよばれている．災害，事故，犯罪などである場合に適切な対策がとれるようにするためのもので，犯罪の見落としの防止，遺族の不安の緩和・解消，公衆衛生の向上を目的として行われる．

c. 行政解剖

監察医制度が施行されている地域*[27]で，監察医が異状死体を検案*[28]の結果，

---

*25：刑事訴訟法168条1項
鑑定人は，鑑定について必要がある場合には，裁判所の許可を受けて，人の住居若しくは人の看守する邸宅，建造物若しくは船舶内に入り，身体を検査し，死体を解剖し，墳墓を発掘し，又は物を破壊することができる．

*26：死因身元調査法6条1項
警察署長は，取扱死体について，第三項に規定する法人又は機関に所属する医師その他法医学に関する専門的な知識経験を有する者の意見を聴き，死因を明らかにするため特に必要があると認めるときは，解剖を実施することができる．この場合において，当該解剖は，医師に行わせるものとする．
（また，12条において，海上保安庁が取り扱う場合について準用することが規定されている）

*27：政令によって，東京都23区，大阪市，神戸市，名古屋市の4地域が指定されており，東京都，大阪府，兵庫県では，それぞれ東京都監察医務院，大阪府監察医事務所，兵庫県監察医務室が設置され，多数の行政解剖が実施されている．一方，名古屋市ではわずかにしか稼働していないのが実状である．なお，以前行われていた京都市，福岡市は1985年，横浜市は2015年に廃止されている．

*28：医師が死因等を判定するために死体を外表から検査することをいう．在宅療養中の自分の患者が死亡して死体を診に行ったような場合だけでなく，診療していた患者の死に立ち会ったような場合に死亡確認などのために死体を診ることも検案であるとされている．また，検視の一環として医師が死体を検査することも検案という．最高裁判決（平成16年4月13日）では，『医師法21条にいう死体の「検案」とは，医師が死因等を判定するために死体の外表を検査することをいい，当該死体が自己の診療していた患者のものであるか否かを問わないと解するのが相当』としている．

COLUMN 7 法的責任が課せられるための要件

刑事事件と民事事件で若干の違いはあるが，医療過誤において，法的責任が課せられるための要件としては，①過失があること，②実質的な損害が発生していること，そして③一両者の間に因果関係があることが必要であるとされている．

過失とは簡単に言えば，注意義務違反である．注意義務は結果予見義務と結果回避義務からなる．結果予見義務とは，悪い結果が発生することを事前に予見する義務であり，結果回避義務は，予見可能であった場合に悪い結果の発生を回避する措置をとるべき義務である．たとえば，薬剤の点滴を行った場合，ショックが生じる可能性を考慮して十分な経過観察を行っておき（予見），ショックが発生した場合には薬剤投与を中止して，全身状態の改善をはかる（回避）ことが要求される．

医師の注意義務の基準を医療水準というが，これは医師の専門分野，医療機関の性格や地域的特性などを考慮して判断されるものであり，また，これに見合う水準の医療が提供できない場合には，提供可能な機関に転医させる義務（転医義務）を負う．医療水準は医学の進歩とともに変化していくものであるが，近年，より高度の水準が要求される傾向にある．

因果関係とは，「あれなければ，これなし」という関係であるが，誤診のために来院をするよう言ったところ，途中で交通事故にあったような場合にまで因果関係があるとはしないのが普通である．医療過誤の裁判では，経験的にある行為からある結果が発生することが相当（高度の蓋然性）であると認められる場合に因果関係の存在を認めており，科学的にそのメカニズムが解明されている必要はない（相当因果関係）．一般的に，民事事件では，被害者救済の立場からも，刑事事件に比べて因果関係の存在が認められやすい傾向にある．

死因が明らかにできない場合に行う解剖．非犯罪死体（犯罪性がないと判断された死体，病死だけでなく自殺や事故による死体も含まれる）を対象に，公衆衛生の向上を目的として行われるが，死因を明らかにすることで，隠れている犯罪事案のスクリーニング機構としても機能している面がある．監察医による行政解剖は，死体解剖保存法 8 条の規定による*29，30．

d．承諾解剖

監察医制度が施行されていない地域で，警察医や法医学者が，異状死体を検案の結果，死因を明らかにできない場合に，遺族の承諾のもとに行う解剖．死体解剖保存法 7 条の規定による．準行政解剖ともよばれる（行政解剖とよんでいる地域もある）．このような制度のない地域では，遺族の承諾を得て，病院で病理解剖として

---

*29：死体解剖保存法 8 条

政令で定める地を管轄する都道府県知事は，その地域内における伝染病，中毒又は災害により死亡した疑のある死体その他死因の明らかでない死体について，その死因を明らかにするため監察医を置き，これに検案をさせ，又は検案によっても死因の判明しない場合には解剖させることができる．但し，変死体又は変死の疑がある死体については，刑事訴訟法第二百二十九条の規定による検視があった後でなければ，検案又は解剖させることができない．

2 前項の規定による検案又は解剖は，刑事訴訟法の規定による検証又は鑑定のための解剖を妨げるものではない．

*30：一般に行政解剖と言えば，死体解剖保存法 8 条による監察医による解剖をさすが，その他の行政解剖として，食品衛生法（食中毒の疑い）や検疫法（検疫感染症の検査）により規定されているものがある．もっとも，食中毒かどうかはっきりしないものは殺人の疑いなどで，また集団食中毒では業務上過失致死の疑いなどで司法解剖されており，これらの規定による解剖はほとんど実施されていないのが実状である．

解剖する場合もある．死因身元調査法施行以前は，承諾解剖が実施されていたような事案の多くは，同法施行後，死因身元調査法解剖に移行している．

● 解剖資格

死体解剖保存法2条[*31]では，死体の解剖を行う者は，あらかじめ保健所長の許可を得なければならないこととなっているが，その除外規定として，①死体解剖資格を認定された者，②医科大学・大学医学部（歯科大学・歯学部を含む）の解剖学，病理学または法医学の教授または准教授，③監察医（行政解剖を行う場合），④鑑定人（司法解剖を行う場合），⑤食品衛生法・⑥検疫法・⑦死因身元調査法の規定により解剖する場合には許可を要しない[*30]．このように解剖の実施については，原則として保健所長が管轄しているが，実際には上記除外規定に相当する者が行っているのが普通で，保健所長から許可を得て行うことはほとんどないのが実状である．

死体解剖資格は，厚生労働大臣によって認定されているが，その基準は，死体解剖資格認定要領（平成15年（2003年）12月16日　医政発第1216005号）に示されており，その概略は以下のとおりである．

医師または歯科医師にあっては，免許取得後，医学または歯学に関する大学（学部）の解剖学，病理学，法医学の教室，年間10体以上の剖検例を有する病院，研究室，監察医務機関等において，2年以上の解剖に関連する研究・教育経験と，直近の5年以内に，適切な指導者の下で，5体以上の解剖の補助をするとともに，15体以上について自ら主として解剖を行った経験を有する者（およびこれと同等以上の知識・技能があると認められ研究・教育に従事する者）．

医師および歯科医師以外の者にあっては，これらの分野の専任講師（あるいは常勤助手，医学博士・修士を有する者，この分野で相応の業績のある者）で，5年以

＊31：死体解剖保存法2条

死体の解剖をしようとする者は，あらかじめ，解剖をしようとする地の保健所長の許可を受けなければならない．ただし，次の各号のいずれかに該当する場合は，この限りでない．

一　死体の解剖に関し相当の学識技能を有する医師，歯科医師その他の者であって，厚生労働大臣が適当と認定したものが解剖する場合

二　医学に関する大学（大学の学部を含む．以下同じ．）の解剖学，病理学又は法医学の教授又は准教授が解剖する場合

三　第八条の規定により解剖する場合

四　刑事訴訟法（昭和二十三年法律第百三十一号）第百二十九条（同法第二百二十二条第一項において準用する場合を含む．），第百六十八条第一項又は第二百二十五条第一項の規定により解剖する場合

五　食品衛生法（昭和二十二年法律第二百三十三号）第五十九条第一項又は第二項の規定により解剖する場合

六　検疫法（昭和二十六年法律第二百一号）第十三条第二項の規定により解剖する場合

七　警察等が取り扱う死体の死因又は身元の調査等に関する法律（平成二十四年法律第三十四号）第六条第一項（同法第十二条において準用する場合を含む．）の規定により解剖する場合

2　保健所長は，公衆衛生の向上又は医学の教育若しくは研究のため特に必要があると認められる場合でなければ，前項の規定による許可を与えてはならない．

3　第一項の規定による許可に関して必要な事項は，厚生労働省令で定める．

上の研究・教育経験と25体以上の解剖の補助をするとともに，25体以上について自ら主として解剖を行った経験を有する者（およびこれと同等以上の知識・技能があると認められ研究・教育に従事する者）．

このほか，これらの分野の教授または准教授で離職後も解剖に関する研究・教育に従事する者．

一般的には，系統解剖は，大学の解剖学の教授または准教授あるいは死体解剖資格認定者が行う．病理解剖の場合，大学の病理学の教授または准教授あるいは死体解剖資格を有する医師が行う．病理解剖指針（昭和63年(1988年)11月18日　健政発第693号）では，解剖は病理解剖医が行うこととし，解剖補助者については，臨床検査技師，看護師等医学的知識及び技能を有する者とされている．法医解剖の場合，司法解剖では鑑定人が，行政解剖では監察医が，承諾解剖では大学の法医学（ときとして病理学）の教授または准教授あるいは死体解剖資格を有する医師が行う．また，死因身元調査法解剖においては，「解剖は医師に行わせるものとする」と規定されており，同様の医師が行っているのが実状である．

鑑定人は，法律上は医師免許を要求されないが，裁判を維持するためには医師であることが求められるため，実際には，大学の法医学の教授または准教授であるか少なくとも死体解剖資格を有する医師に嘱託される．ただし，白骨死体の鑑定などでは人類遺伝学者に嘱託される場合がある．鑑定人が司法解剖をするためには，裁判官が発行した，被解剖死体についての鑑定処分許可状が，その都度必要である．一方，死因身元調査法解剖では，警察署長の権限で解剖を行わせることができる．なお，監察医は，都道府県知事によって死体解剖資格を有する医師が任命されるのが普通である．

● 遺族の解剖および臓器の保存に関する承諾

解剖をする場合には，原則として遺族の承諾を得ることが必要であり，死体解剖保存法7条*23に規定されている．病理解剖では遺族の承諾を得ることが解剖の重要な条件であるが，標本を保存する場合*32には，解剖をすることとは別に遺族の承諾を得ておくのがよい（遺族から引渡しの要求があったときは保存しておくことができない）．病理解剖指針では，この点を確認した後でなければ解剖に着手してはならないことになっている．なお，遺族の承諾は，遺族間の話し合いで代表と決

*32：ここでいう標本は，一般的には比較的大きな臓器のことと解される．パラフィンブロックや組織標本として少量の組織を保存することは，病理解剖の承諾のなかに当然含まれていると解することができるが，十分な説明をしておくことが望ましい．

定された者から書面で得ておくことが望ましい．口頭での承諾は，解剖を始めた後に遺族間でもめた場合には，承諾があったか，また誰が承諾をしたかが曖昧となり，遺族間のトラブルを医師が背負い込む可能性がある．書面で承諾をとるということは，証拠を保存するといったような面もさることながら，何よりも，身内の死後に混乱している遺族に丁寧な説明をして，解剖をするということの意義や重大性について十分に認識してもらうという点から重要である．そのほか，ゲノム・遺伝子解析等を行う場合にも遺族の同意を得て，倫理委員会の審査を受けることが求められる．

なお，同7条前段の除外規定（同7条第1項一，二）として，死亡確認後30日を経てもなお引取者がいない場合や，主治医を含む2名以上の医師（うち1人は歯科医師であってもよい）が死因解明のために特に解剖が必要であると認めたが，遺族との連絡がとれず，早急に解剖をする必要があるときには，遺族の承諾がなくても解剖をすることができる．

また，司法解剖，死因身元調査法解剖や監察医の行う行政解剖では，その公益性という見地から，法律的には遺族の承諾を必要としない*23が，遺族に十分な説明を行って納得してもらったうえで解剖をすることは遺族感情に対する大切な配慮である（死因身元調査法解剖では原則として遺族に対して事前説明をすることが規定されている）．また，紛争防止の観点からも重要である．食品衛生法や検疫法による行政解剖においても遺族の承諾を必要としない場合がある*33．一方，法医解剖における承諾解剖はその名のとおり，遺族の承諾を必要とするもので，警察が関与している点以外は，法的には病理解剖と同じ位置づけにある．

系統解剖においても，医学及び歯学の教育のための献体に関する法律4条において死亡者が献体の意思を書面で表示している場合には，その旨を遺族に告知して遺族が拒まなければ承諾を受けることを要しないとされてはいるが，ここでも遺族に対する配慮は重要である．

解剖場所

病理解剖は大学あるいは病院の解剖室で行われるのが普通であるが，それ以外で行う場合には保健所長の許可を必要とする（死体解剖保存法9条）．なお，系統解剖は医科あるいは歯科大学（学部）で行わなければならない．なお，司法解剖については特に規定がなく，災害時などには，仮設小屋やテント内などで行うことも可

*33：食品衛生法による解剖では，解剖で原因を明らかにしないと重大な危害を及ぼす可能性がある場合，検疫法では，遺族の所在が不明であったり，連絡がとれなかったりする場合には遺族の承諾は要しない．

能となっている.

● 死体の取り扱い

死体の解剖や臓器の保存をする場合に最も重要なことは，死体の取り扱いにあたっては，特に礼意を失わないように注意せねばならないことである（死体解剖保存法 20 条）.

● 異状死体の届出

解剖医は，死体解剖保存法 11 条*[34]により，犯罪と関係のある異状があると認めたときは，24 時間以内に解剖をした地の警察署長に届け出なければならないことになっている．解剖中に事件性が疑われたような場合には，解剖を停止して，電話でもよいので，警察にすみやかに届けるべきである．警察は必要があれば検視を行って，解剖を続行してよいか司法解剖に変更するかを判断することになる．法医解剖では，途中で司法解剖にきりかえられることも珍しくない．すでに解剖が終了している場合には，執刀医に鑑定が嘱託される場合や，司法解剖として再解剖される場合もある.

医師法 21 条*[35]では，医師は，死体または妊娠 4 月以上（満 12 週以降）の死産児を検案*[28]して異状があると認めたときは，24 時間以内に所轄警察署に届け出なければならないとされている．したがって，死体に異状が認められなかったときには，遺族の承諾が得られれば，病理解剖を行うことができるが，それ以外の場合は，警察の検視*[24]を経て司法解剖，死因身元調査法解剖，行政解剖や承諾解剖が不要であると判断された後や，そのような解剖を終えた後でないと病理解剖を行うことはできない.

■ 異状死体の届出に関する問題と医療事故調査制度設立までの動き

医療関連死における異状死体の届出については，これまで多くの議論がなされてきている．届出の範囲や届出先は，当該医療関連死の死因究明や責任の追及がどのようなかたちでなされるかに直結するため，重大な問題となっている.

*34：死体解剖保存法 11 条
死体を解剖した者は，その死体について犯罪と関係のある異状があると認めたときは，二十四時間以内に，解剖をした地の警察署長に届け出なければならない.

*35：医師法 21 条
医師は，死体又は妊娠四月以上の死産児を検案して異状があると認めたときは，二十四時間以内に所轄警察署に届け出なければならない.（なお，違反したものは，同33条の2により50万円以下の罰金に処するとなっている.）

従来から，病院で患者が死亡した場合の死因究明制度としては，病理解剖がその主役を果たしてきたが，遺族が不審をいだいている場合には，患者が亡くなった病院の病理医が出した結論には遺族が納得しない場合も少なくない（「法医学的な視点」176頁参照）．一方，従来の制度では，死因を第三者的に究明する方法としては，司法解剖，行政解剖や承諾解剖といった法医解剖の手段しか存在しなかったため，遺族が不審をいだいている場合には，警察に届け出る方法しかなかった*36．これは遺族が医療過誤を疑って納得のいく説明をしてほしいと思っている場合だけでなく，医療側が医療過誤であると疑われたために死因を明らかにして納得のいく説明をしたいと思う場合にも同じであった．しかしながら，病院で患者が死亡した場合に警察に届け出ると，医療過誤でなかった事例であっても，遺族は事件性があったのではないかと疑いをもち始めることも少なくなかった*37．また，警察が事件の疑いで捜査を開始すれば，診療をしている医師にとっては，肉体的，精神的，社会的負担となる．

ここでは，医療関連死にかかわる異状死体の届出の問題点と改正医療法に基づく医療事故調査制度設立までの動きについて簡単に説明する．

● 医師法21条と異状死体

医師法21条による異状死体の届出は，死体又は死産児には犯罪の痕跡をとどめている場合があるので，司法警察上の便宜のために死体等に異状を発見した場合の届出義務を規定したものであるというのが通説である．大審院の判決（大判大7.9.18）では純然たる病死でないとの状況が死体に存在した場合は，犯罪の疑いの有無にかかわらず，広く届出をするべきであり，犯罪性の有無については医師が判断するものではないとされている．東京地裁八王子支部判決（昭和44.3.27）では，異状とは病理学的な異状ではなく法医学的な異状を意味するものであるとし，死体発見の経緯，周辺の状況などを考慮して判断すべきであるとされている[7)]．

この考え方に基づけば，たとえば，末期癌の患者が死亡し，検案の結果のみからは病死であると思われる場合であっても，遺書が出てきたとか，あるいは，状況的に家族が毒を飲ませた可能性がうかがえるようであれば，異状死として届け出るべきであるということである．これは，犯罪等の見逃し予防の見地からは，当然の考

*36：改正医療法に基づく医療事故調査制度においても，医療機関の管理者が医療事故ではないと判断し，医療事故調査・支援センターに届けない事案で，遺族側が不審をいだいているような場合には，警察に届け出ることになる．

*37：特に，医療側が遺族に「警察に届け出ることになっている」というべきところを，「警察に通報しなければならない」といったような言い方をした場合には，医療過誤であると遺族が思い込み，後に，いくら，そうでないと説明しても遺族は受け入れなくなってしまう場合があった．

え方であるが，この考え方を医療に適用した場合，その程度如何によっては，かなりのものが異状死と判断されてしまい，警察の取り扱う事案となってしまう可能性のあることが危惧されるようになってきた．この問題について考える前に，まず，「異状死ガイドライン」について説明する．

●異状死ガイドライン

1994 年，日本法医学会は，社会生活の多様化・複雑化に伴い，人権擁護，公衆衛生，衛生行政，社会保障，労災保険，生命保険，その他にかかわる問題が重要とされなければならないため，異状死の解釈もかなり広義でなければならないという視点から，「異状死」ガイドラインを作成した（**表**）[8]．その基本的な考え方としては，病気になり診療を受けつつ，診断されているその病気で死亡することが「ふつうの死」であり，これ以外は異状死と考えられるとしており，［1］外因による死亡：(1) 不慮の事故，(2) 自殺，(3) 他殺，(4) 不慮の事故，自殺，他殺のいずれか不詳の外因死，［2］外因による傷害の続発症，あるいは後遺症による死亡，［3］上記［1］または［2］の疑いがあるもの，［4］診療行為に関連した予期しない死亡およびその疑いがあるもの，［5］死因が明らかでない死亡からなり，それぞれの具体的内容が示されている．

このなかで，臨床医との間での議論を呼んだのは，［4］診療行為に関連した予期しない死亡およびその疑いがあるものについてであるが，この項目のなかで，「注射・麻酔・手術・検査・分娩などあらゆる診療行為中，または診療行為の比較的直後における予期しない死亡」，「診療行為自体が関与している可能性のある死亡」，「診療行為中または比較的直後の急死で，死因が不明の場合」などがあげられ，「診療行為の過誤や過失の有無を問わない」ものとされている．

このような点については，後に，医療関連死として警察に届けるか否かの判断において，本来，日本法医学会が意図する範囲や程度を超えて，過剰に適用されてしまう傾向が強まり，臨床医の間で混乱が生じてきた．これに対して日本法医学会から，『「異状死ガイドライン」についての見解』(2002) が出され，このガイドラインは，患者の死亡に対して合理的な説明がつくものまでも異状死とするものではなく，あくまでも予期しない死亡もしくはその疑いのある死亡を対象としていることが明らかにされた．これらの点については，改正医療法に基づく医療事故調査制度について説明したあともう一度触れたい．

表 「異状死ガイドライン」（日本法医学会　1994年5月）

（前文略）

【1】外因による死亡（診療の有無，診療の期間を問わない）

（1）不慮の事故

A. 交通事故

運転者，同乗者，歩行者を問わず，交通機関（自動車のみならず自転車，鉄道，船舶などあらゆる種類のものを含む）による事故に起因した死亡.

自過失，単独事故など，事故の態様を問わない.

B. 転倒，転落

同一平面上での転倒，階段・ステップ・建物からの転落などに起因した死亡.

C. 溺水

海洋，河川，湖沼，池，プール，浴槽，水たまりなど，溺水の場所は問わない.

D. 火災・火焔などによる障害

火災による死亡（火傷・一酸化炭素中毒・気道熱傷あるいはこれらの競合など，死亡が火災に起因したものすべて），火焔・高熱物質との接触による火傷・熱傷などによる死亡.

E. 窒息

頸部や胸部の圧迫，気道閉塞，気道内異物，酸素の欠乏などによる窒息死.

F. 中毒

毒物，薬物などの服用，注射，接触などに起因した死亡.

G. 異常環境

異常な温度環境への曝露（熱射病，凍死）．日射病，潜函病など.

H. 感電・落雷

作業中の感電死，漏電による感電死，落雷による死亡など.

I. その他の災害

上記に分類されない不慮の事故によるすべての外因死.

（2）自殺

死亡者自身の意志と行為にもとづく死亡.

縊頸，高所からの飛降，電車への飛込，刃器・鈍器による自傷，入水，服毒など.

自殺の手段方法を問わない.

（3）他殺

加害者に殺意があったか否かにかかわらず，他人によって加えられた傷害に起因する死亡すべてを含む.

絞・扼頸，鼻口部の閉塞，刃器・鈍器による傷害，放火による焼死，毒殺など.

加害の手段方法を問わない.

（4）不慮の事故，自殺，他殺のいずれであるか死亡に至った原因が不詳の外因死

手段方法を問わない.

【2】外因による傷害の続発症，あるいは後遺障害による死亡

例）頭部外傷や眠剤中毒などに続発した気管支肺炎

バラコート中毒に続発した間質性肺炎・肺線維症

外傷，中毒，熱傷に続発した敗血症・急性腎不全・多臓器不全

破傷風

骨折に伴う脂肪塞栓症　など

【3】上記【1】または【2】の疑いがあるもの

外因と死亡との間に少しでも因果関係の疑いのあるもの.

外因と死亡との因果関係が明らかでないもの.

【4】診療行為に関連した予期しない死亡，およびその疑いがあるもの

注射・麻酔・手術・検査・分娩などあらゆる診療行為中，または診療行為の比較的直後における予期しない死亡.

診療行為自体が関与している可能性のある死亡.

診療行為中または比較的直後の急死で，死因が不明の場合.

診療行為の過誤や過失の有無を問わない.

【5】死因が明らかでない死亡

（1）死体として発見された場合.

（2）一見健康に生活していたひとの予期しない急死.

（3）初診患者が，受診後ごく短時間で死因となる傷病が診断できないまま死亡した場合.

（4）医療機関への受診歴があっても，その疾病により死亡したとは診断できない場合（最終診療後24時間以内の死亡であっても，診断されている疾病により死亡したとは診断できない場合）.

（5）その他，死因が不明な場合.

病死か外因死か不明の場合.

（日本法医学会．日法医誌．1994；48：357-358，http://web.sapmed.ac.jp/JSLM/guideline.html）

● 公的中立機関（第三者機関）による死因究明制度設立への動き[9)]

一方，日本外科学会等外科系 13 学会（2001），日本外科学会等 10 学会（2002）や日本内科学会（2002），日本病理学会（2001）など，臨床医の団体から声明や会告などが出され，医療関連死における異状死の範囲は，医療過誤が明らかな，あるいは強く疑われるような場合に限定すべきであり，診療行為における過失の有無は，捜査機関ではなく，公的中立機関（第三者機関）が判断すべきであるとの意見が出された．一方で，医療問題弁護団（2002）などからは，この異状死ガイドラインを支持する意見と医療事故報告制度の創設に関する提唱がなされた．一方，日本法医学会は，前述（209 頁）のように，このガイドラインが過剰に適用されないよう『「異状死ガイドライン」についての見解』（2002）を示した．また，同年，厚生労働省は，「リスクマネージメントマニュアル作成指針（2002）」のなかで，「医療過誤によって死亡又は傷害が発生した場合又はその疑いがある場合には，施設長は，速やかに所轄警察署に届出を行う」ものとした．

そのようななかで，2004 年 4 月に広尾病院事件の最高裁での判決が出された．この事件は，1999 年 2 月，都立広尾病院で 58 歳の女性が消毒剤を誤って点滴されて死亡したもので，病院は，これを警察に届け出ず，病死及び自然死として死亡診断書を発行した．その後，病院が遺族の抗議を受けて警察に届けて発覚した．直接関与した看護師 2 名は業務上過失致死で，主治医は医師法違反（異状死の届出義務違反）で有罪となったが，院長は医師法違反と虚偽有印公文書作成罪に問われ，最高裁に上告していたものである．この判決のなかで，「死体を検案*28 して異状を認めた医師は，自己がその死因等につき診療行為における業務上過失致死等の罪責を問われるおそれがある場合にも医師法 21 条による届出義務を負うことは憲法違反ではない」という判断が示されると，臨床医の間では，さらに危機感が高まってきた．

2004 年 2 月には日本内科学会，日本外科学会，日本病理学会，日本法医学会の 4 学会から，続いて同年 9 月，日本医学会加盟のこれら 4 学会を含むおもな 19 学会から共同声明「診療行為に関連した患者死亡の届出について—中立的専門機関の創設に向けて—」が出されるにいたった．

一方，日本学術会議からは「異状死等について—日本学術会議の見解と提言—」[7)] が出され，届け出るべき異状死体および異状死につき，一般的な領域的基準に加え，医療関連死についての階層的基準が示された．それによると，まず，明確な医療過誤の関与あるいはその疑いがあったときには届け出るべきであり，不利益を負う可能性があったとしても，医療の独占性，公益性さらには透明性の確保という観点から，届出義務は解除されないとし，さらに，担当医師が医学的に十分な合理性をもって病死と説明できたとしても，第三者医師や遺族が死因の合理性に疑義をもつ場合にも届け出るべきであるとされている．

2005年9月からは，全国数カ所の地域で，明らかな医療過誤でない医療関連死で，警察に届け出る必要のない事例や，警察に届け出た後に司法解剖が不要と判断された事例を対象に「診療行為に関連した死亡の調査分析モデル事業」がスタートした．総合調整医，調整看護師が事情を聴取したうえで解剖を設定し，臨床立会医・法医・病理医で協力して解剖を行い，これらに臨床評価医師や法律関係者を加えて評価委員会を開き，評価報告書を作成するもので，原因究明，再発防止，透明性の確保という観点から中立機関の設立に向けて事業が進められてきた．

そのようななか，2006年，福島県立大野病院で産科医師が，約1年前に担当した妊婦死亡事例を警察に届けなかった件で逮捕され，業務上過失致死と医師法違反（届出義務違反）で起訴された（大野病院事件）．最終的には2008年8月に無罪判決が確定したが，この事件は，現場の医師を萎縮させる結果となり，日本医学会からは，これに抗議する「日本医学会会長声明文」(2007) が出された．また，日本医師会からは，「医療事故に対する刑事責任のあり方について」(2007) が出され，医療関連死では厚生労働省またはその関連機関へ報告し，再発防止に重点を置き，専門官庁が事実関係や事故原因を究明することが重要である点が指摘され，所轄警察署ではなく，保健所に届け出ることが提唱された．

一方，厚生労働省からは，2007年3月「診療行為に関連した死亡の死因究明等のあり方に関する課題と検討の方向性」，続いて，同年10月「診療行為に関連した死亡の死因究明等の在り方に関する試案―第二次試案―」が，また2008年4月に「医療の安全確保に向けた医療事故による死亡の原因究明・再発防止等の在り方に関する試案―第三次試案―」が出され，そのつど，パブリックコメントが募集され，改良が加えられてきた．そして同年6月には，「医療安全調査委員会設置法案（仮称）大綱案」*[38] が出された．しかしながら，この大綱案では，重大な過失や故意が疑われる場合には，第三者機関から警察に通報される可能性があり，その範囲が明らかでないことから，医療界には不安が残り，受け入れられなかった．その後，政権

＊38：この案では，医療安全調査中央委員会および地方委員会を設置し，医師法21条を改正して，医療事故が生じた場合には，警察ではなく，これを設置する大臣（実際は窓口となる機関）に届け出るものとなっていた．医師は医療事故が発生した場合，患者や家族に説明する義務を負い，遺族は大臣に対して調査を要求できることになっていた．大臣から通知を受けた地方委員会は調査に基づき報告書を作成し，中央委員会に報告するとともに，医療機関，遺族に交付し，公表し，また，故意や標準的な医療から著しく逸脱している場合，事故の関係物件の証拠を隠滅した場合や，類似の医療事故を繰り返し発生させている場合には，ただちに警察に通知することとなっていた．

交代などに伴い，しばらくこの議論は大きく進展しなかった．

改正医療法に基づく新しい医療事故調査制度の設立

2005年9月にスタートした，「診療行為に関連した死亡の調査分析事業」は，日本内科学会が主体となり運営されてきたが，2010年の日本医療安全調査機構の設立とともに，同機構に移管され，この事業は計10年間にわたって継続的に行われた．その間，この事業における経験と，いくつかの検討会における慎重な議論を経て，新しい医療事故調査制度が設立されるに至った．

この制度は，第6次医療法の改正に伴い，2015年10月から施行されている．医療事故調査制度の対象となる「医療事故」は，「当該病院等に勤務する医療従事者が提供した医療に起因し，又は起因すると疑われる死亡又は死産であって，当該管理者が当該死亡又は死産を予期しなかったもの」と，医療法で規定されている（6条の十第1項*39）．また，その詳細については，医療法施行規則*40および厚生労働省医政局長通知「地域における医療及び介護の総合的な確保を推進するための関係法律の整備等に関する法律の一部の施行（医療事故調査制度）について」（平成27年5月8日　医政発0508第1号）で，その考え方が示されており，この制度の中で，医療事故・調査支援センターに指定された，日本医療安全調査機構のホームページで紹介されている．

概略としては，医療機関の管理者が医療事故と判断するような事案が発生した場合には，まず，遺族に十分な説明を行い，医療事故調査・支援センターに届け出た上で，必要に応じて助言を求めつつ，院内調査を行い，調査結果を同センターに報告する．ただし，院内調査の実施状況や結果に納得が得られなかった場合など，遺族又は医療機関から調査の申請があったものについては，同センターが調査を行う

---

*39：医療法6条の十第1項
　病院，診療所又は助産所（以下この章において「病院等」という．）の管理者は，医療事故（当該病院等に勤務する医療従事者が提供した医療に起因し，又は起因すると疑われる死亡又は死産であって，当該管理者が当該死亡又は死産を予期しなかったものとして厚生労働省令で定めるものをいう．以下この章において同じ．）が発生した場合には，厚生労働省令で定めるところにより，遅滞なく，当該医療事故の日時，場所及び状況その他厚生労働省令で定める事項を第六条の十五第一項の医療事故調査・支援センターに報告しなければならない．

*40：医療法施行規則1条の十の二
　法第六条の十第一項に規定する厚生労働省令で定める死亡又は死産は，次の各号のいずれにも該当しないと管理者が認めたものとする．
一　病院等の管理者が，当該医療が提供される前に当該医療従事者等が当該医療の提供を受ける者又はその家族に対して当該死亡又は死産が予期されることを説明していたと認めたもの
二　病院等の管理者が，当該医療が提供される前に当該医療従事者等が当該死亡又は死産が予期されることを当該医療の提供を受ける者に係る診療録その他の文書等に記録していたと認めたもの
三　病院等の管理者が，当該医療を提供した医療従事者等からの事情の聴取及び第一条の十一第一項第二号の委員会からの意見の聴取（当該委員会を開催している場合に限る．）を行った上で，当該医療が提供される前に当該医療従事者等が当該死亡又は死産を予期していたと認めたもの

こととなっている．

詳しくは厚生労働省のホームページに掲載されている[10]が，調査における具体的な手法としては，①診療録その他の診療に関する記録の確認，②当該医療従事者のヒアリング，③その他の関係者からのヒアリング，④医薬品，医療機器，設備等の確認，⑤解剖又は死亡時画像診断（Ai）（遺族の同意，施行することによって得られる新たな情報などを考慮して実施の有無を決定），⑥血液，尿等の検体の分析保存の必要性の考慮などがある（医療法施行規則１条の十の四第１項）．なお，第三者性を確保するためにも，医療事故調査等支援団体＊41に支援を求めて，外部の医療の専門家の派遣等の支援を受けながら調査を進める．調査結果を遺族に説明し，医療事故調査・支援センターに報告することとなっている．

医療事故調査・支援センターは，これを受けて，再発防止に関する普及啓発を行うものであるが，この制度は，再発防止に重点を置いた制度であり，WHO のドラフトガイドライン[11]で示されている「懲罰を伴わないこと（非懲罰性），患者，報告者，施設が特定されないこと（秘匿性），報告システムが報告者や医療機関を処罰する権力を有するいずれの官庁からも独立していること（独立性）」などが配慮されている．したがって「責任追及を目的とするものではなく，医療者が特定されないようにする方向であり，第三者機関の調査結果を警察や行政に届けるものではない」ことが，厚生労働省のホームページにも示されている．

従来，医療関連死が警察に届けられ，病院が医療の専門家でない警察の捜査を受けることとなり，これが大きな負担となってきた．また，責任追及が先行して再発防止が困難になるなどの問題点があったが，新制度の導入により改善が期待されるところである．ただし，報告書を刑事告発や訴訟に使用することまでをも制限することはできないため，今後の制度の見直しや調整が必要となるであろう．

なお，法医学な視点（176 頁）のところで述べたように，本来的には，院内調査ではなく，第三者機関による調査が望ましいが，マンパワーや時間的な面から，十分な体制の確保が難しい現状を考慮すれば，現実的には，第三者性をもたせた上での院内調査によって制度を運営することはやむをえないと考えられる．

医療関連死と異状死・医師法第 21 条

医療事故の調査は，医療の専門家を中心として院内調査で進められることとなったが，厚生労働省の見解では，新しい医療事故調査制度につき，「施行時の段階（平

＊41：厚生労働省から指定された，日本医師会などの職能団体，日本医療評価機構などの病院団体等，国立病院機構などの病院事業者，学会などの学術団体など．

成27年10月）で医師法第21条の届出義務の取扱いに変更はありません」となっており，医療関連死を警察に届け出るべき異状死とするかの議論がまとまったわけではない．

異状死の届出に関しては，都立広尾病院事件の最高裁判決で，（臨床医として）自己が診察した患者であっても，医師法第21条における，検案の対象となる「死体」に含まれることが明らかにされた．一方，同時に示された「外表異常死説」は，死体を検案して外表に異常があった場合に届けるという説であるが，これが広がり，「インスリンの誤投与で死亡したような例でも，外表に異常がなければ，警察に届けなくてもよい」というような主張もみられるようになった．著者の私見ではあるが，このような主張は，現行の「医療関連死を警察に届ける」という制度を改善するための社会的な主張という点では理解できるが，他の犯罪の見逃しを予防するという点からは，大きな問題を含んでいる．このような事案の中には，実は医療関係者以外による殺人が含まれている可能性もあり，警察の捜査が必要な場合もあるからである．また，このような主張は，「警察に届けなくてもよい」のではなく，「警察には届けなくてもよい」というべきであり，このような事例が「どこにも届けられない」ような事態が好ましくないことは，社会常識であろう．

日本法医学会の異状死ガイドラインは，厚生労働省編集の死亡診断書（死体検案書）記入マニュアルにおいて紹介（1995～）されていたが，医療事故調査制度が施行された2015年からは掲載されていない．これは，このガイドラインの医療関連死の部分の解釈の混乱を避けるためと思われる．最悪の事態を考える，法医学者の視点に立てば，「診療行為の過誤や過失の有無を問わない」という点は，届け出が過誤と無関係であるという点が担保でき，過誤はなくても後に起こりうる紛争予防のために調査をしておくこともできるという利点もあるが，臨床医の立場に立てば，解釈によっては届け出事例が増大し，負担が大きくなるという面が困ると考えるのも理解できないではない．この制度施行後，「医療事故」の届け出が，医療事故調査・支援センターに適正に行われることが定着すれば，医師法21条の改正あるいは，警察への届け出にかかわる異状死の概念が修正されていく可能性も考えられるところであろう．

死因究明における解剖の役割

診療中の患者が病院で死亡すると，通常，主治医は診療録，X線写真などの画像所見やその他の検査所見などから，死因や死亡の経緯を検討し，全体の経過とともに退院時要約としてまとめる．そして，院内のカンファレンスで，同僚医師と意見を交換しあい，今後の診療に役立てていく．このようなプロセスが，「死因の究明」として意識されているかは別として，どの病院でも程度の差はあるものの，似たような体制が組まれているのが普通である．病理解剖ができる病院は限られており，特に問題がなければ，臨床経過のみから検討される場合がほとんどであるが，できれば，病理解剖をして臨床的な疑問を解明しておくことが望ましい．

● 解剖所見の特徴

解剖所見が死因の究明をするうえでの有力な手段である理由は，以下のように，1）解剖という手法そのものにある利点，2）死亡時の所見としての意義および3）主治医以外による客観的な所見としての意義に分けられる．

1．解剖という手法そのものにある利点

解剖の最も大きな特徴は，以下のような生前にはできなかったような検索ができる点にある．

a．生体ではみることのできないあるいは困難な視野での観察

- 頭蓋内，胸腹腔などでの広い範囲での直接的観察
- 臓器の表面や内腔の直接的観察（図 10）

b．生前は行うことのできないあるいは困難な臓器の検索

- 臓器の断面の作製
- 多数の部位や深部からの組織採取およびそれらを用いた組織学的診断，遺伝子解析など

2．死亡時の所見としての意義

生前の臨床所見は，死亡するまでにどのような経過であったかというものである．したがって，突然苦しみだして臨床所見をとる暇もなく死亡したような場合，たとえば肺塞栓で予想外の急死となったような場合には，死因が解剖所見で初めて明らかにされることも少なくない．このような場合の診断には，解剖がむいているが，これは通常，死亡後には臨床検査をしないという時相的な問題も関係しており，死後にMRIやCTなどの画像所見をとること*42によって診断がつく場合がある．

---

*42：オートプシー・イメージング（Autopsy imaging：Ai）ともよばれる．また法医学では forensic imaging ともよばれている．血流停止や血液就下などの死後変化の影響で生前と画像が若干異なるため解釈は慎重でなければならない．また，骨折などの同定には，かなり有効であるが，死後損傷と生前の損傷との区別が困難な場合がある．

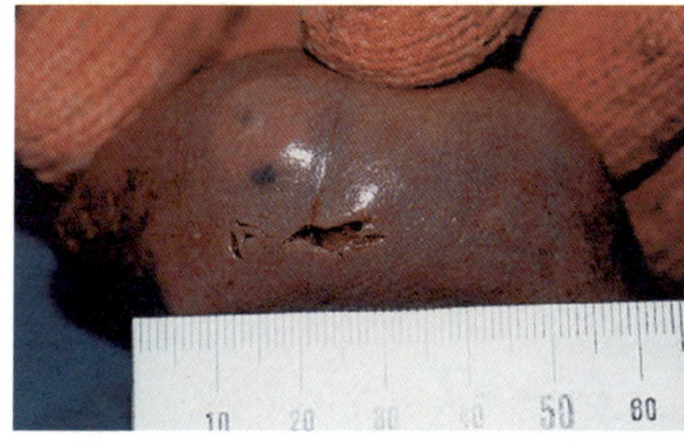
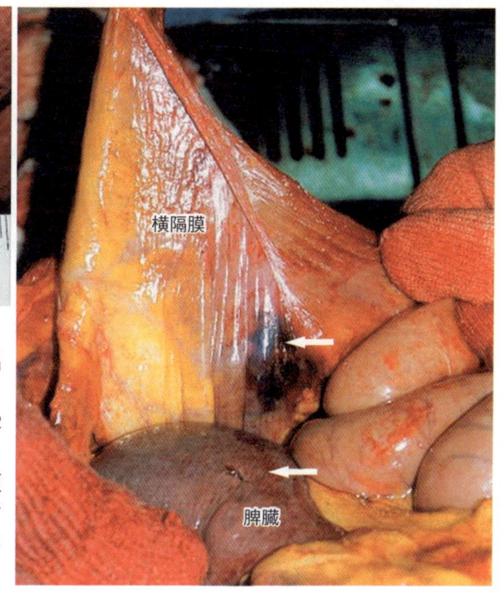

図 10 胸腔穿刺で脾臓を損傷して腹腔内出血で死亡した例

左：穿刺針によって生じた脾臓表面の損傷（穿刺後に針が移動している）.

右：脾臓および横隔膜の損傷. CT などで腹腔内に貯留した血液の存在を証明することはできても，このような小さな出血源を同定するためには解剖が必要である.

3. 主治医以外による客観的な所見としての意義

臨床所見から死因を判断することが十分にできる場合でも，医療関連死として問題になっているような場合には，遺族から疑いの眼でみられている主治医から提示された臨床所見は遺族に対して説得力をもたない場合もないではない．解剖所見には，主治医の臨床所見が病理学的な見地からも確認されるといった科学的客観性の強化という意義と，主治医以外によって出されたという社会的客観性*[43]を有する所見としての意義がある.

● 死因の究明における解剖の役割とその限界

解剖は死因究明の有力な手段であり，解剖をすれば，より詳しい所見が得られるが，かならずしも，解剖所見のみから死因を決定できるというわけではない.

法医解剖では，解剖所見（解剖検査所見を含む）がすべてであるようにいわれるが，これは，鑑定医が死体を証拠物件として，医学的な証拠を出すように嘱託されているからである．たしかに，法医解剖では死体に致死的な損傷所見や中毒検査所見が存在しており，また，犯罪や事故の事例では生前の情報が乏しかったり，疑わしかったりすることも多く，解剖所見のみから死因を決定すべきである場合も少な

*43：社会的客観性という点で医療関連死の発生した病院での病理解剖には問題があり，第三者機関での解剖，少なくとも第三者立ち会いのもとでの解剖が望ましい（「法医学的視点」の項，176 頁参照）.

くない．しかしながら，病死の事例では，必ずしも，解剖所見のみから死因を決定できない場合も少なくなく，生前の病歴や経過，状況等の情報，入院中であれば臨床所見の検討も，死因の決定上，重要となる．

肺塞栓，大動脈解離や広範な脳出血などのように解剖によって決定的な死因がみつかる場合もあるが，逆に生前の情報（医療関連死では経過や病歴などを含む臨床所見）がないと死因を決定できない場合がある．

基本的には，解剖所見は，死亡時にどのような状態であったかを示すものである．したがって，突然，致死的な不整脈が出現して，心電図上それを確認できたが，その後，短時間で死亡したような場合には，解剖所見のみからは不整脈で死亡したとはいえない．しかし，解剖所見で異常がなければ，臨床所見と総合して不整脈によって死亡したと推定される＊44．

これらは両極端であるが，「悪性腫瘍の末期，慢性腎不全や慢性心不全などで全身状態が不良であるが，いまひとつ決定的な死因となる所見を欠いており，必ずしも死因の断定はできない場合」や「死因がはっきりとしないが外傷などはなく，高齢で冠状動脈硬化もある程度みられるので虚血性心疾患が疑われるような場合」などその中間的な場合も少なくない．このような場合，他に死因となりうるような解剖所見や解剖検査結果がなければ，それが死因であると考えられる．

また，臨床所見で特に死因となるようなものはなく，解剖所見でも死因に見当がつかない場合があるが，法医解剖では，このようなことも珍しくはない．このような場合には，特に中毒について検討する必要がある＊45．また，このほか，生後間もないために診断がついていなかった代謝障害による乳幼児の死亡例や，生前医療機関を受診していなかったために診断がついていなかった成人の代謝障害の増悪による死亡例などがある．

以上のような，解剖のもつ，死因の究明を行ううえでの役割とその限界を，よく理解しておくことが重要である＊46．

病理解剖では，院内で死亡した患者において，中毒や代謝障害を疑う習慣はない

＊44：このような場合，解剖所見が役に立たなかったと思われがちであるが，解剖によって他の原因が除外されたために，不整脈によって死亡したと言えるわけで，解剖をしていなければ死因を決定できなかったということをよく認識しておく必要がある．

＊45：法医解剖では，常に念のため中毒の存在を疑い，血液，尿などの資料を保存しておくのが普通である．

＊46：病死が疑われる事例の診断における解剖所見と病歴や状況との関係については，Hirsch CS と Zumwalt RE[12] が，解剖によって直接的に死因が明らかとなる度合いに応じて，Class 1 ～ 5 に分類している．上の説明はそれを参考にしたものであるが，一般の法医学的事例ではなく，医療関連死についてあてはめてみることができるように考慮して，原著とは別の例を用いて説明した．その結果，若干の違いはあるが，上記の肺塞栓の例が Class 1，器質的変化のない不整脈の例は Class 4，中間的な場合は，それぞれ Class 2，3 に相当し，何もわからない場合は Class 5 に相当する．

が，医療関連死においては必ずしも無関係ではない．気づかれなかった誤薬（治療薬の誤った投与）や，隠ぺいされた誤薬は，ときとしてこのような事例に相当する場合があるからである．

● 医療関連死の解剖の進め方

医療関連死は，病気療養中に，何らかの診療行為の結果[*47]死亡したものである．したがって，どのような臨床所見・臨床経過であったか，また，どのような診療行為がなされたかを十分に把握したうえで，解剖しなければならない．そのためには，解剖前に，主治医の説明，診療録，看護記録，画像所見や検査所見などをもとに，当該事例に関係する分野を専門とする臨床立会医，病理医，法医の間で何を明らかにすべきか，することができるかを十分に検討しておく必要がある．

医療関連死では，1）診療行為が正しく選択・計画されたか（正しい治療方針であったか）という点と，2）診療行為が実際に正しく行われたかという点が問題となる．両者はしばしば混同されがちであるが，まったく別問題である（**図 11**）．医療関連死で解剖となるケースの多くは，何らかの診療行為をしたところ，それ以後，急に全身状態が悪化したような場合，すなわち 2）の場合である．

1）の点は，診療録等をみて，ある程度検討することができる．これについて解剖で検証しなければならないのは，診療行為の選択・計画の根拠となった臨床診断が正しかったかどうかという点である．

2）の点は，診療行為の直後に死亡したような場合には，解剖でしか確認できない場合も少なくない．正しい診療行為を行ったと思って診療録に「正しく記載」してあるのであれば，診療録からは間違いを見出せない場合がある．

もっとも，診療行為の後に急変したが，死亡までにしばらく時間があり，その間の検査所見や，ときに画像所見がある場合には，これらの臨床所見のみからでもある程度どのような問題が生じていたかを判断できる場合がある．また，突然の不整脈などは死亡直前の臨床所見でしか把握できない場合もある（ただし，この場合でも解剖で他の可能性を除外することが診断上重要である）．なお，延命治療が進歩した近年，問題となった診療行為から長期間経過して死亡（解剖）している場合には，検査所見や画像所見で，すでに問題が明らかとなっており，解剖では，a）誤った診療行為の痕跡や，b）誤った診療行為の結果の痕跡がわずかに確認できるにすぎない場合も少なくない．

---

*47： 病変を見逃されて，受けるべき治療を受けなかったような場合も含まれる．

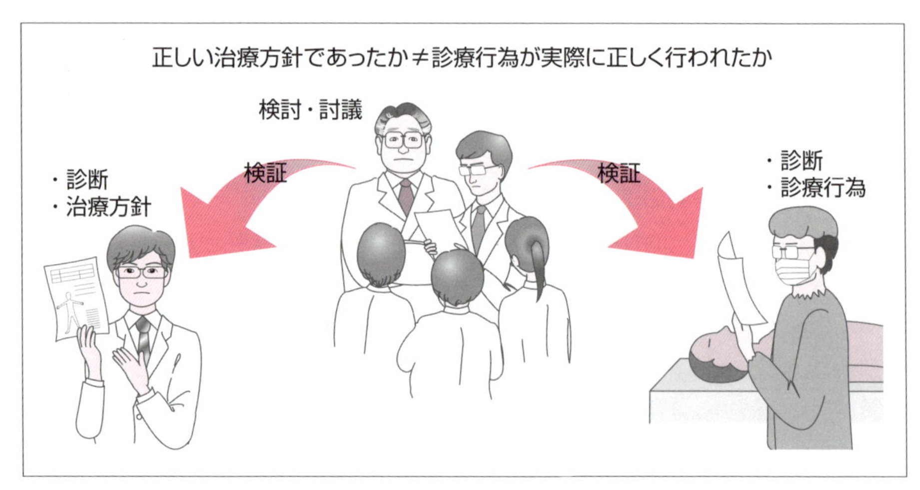

図 11　医療関連死の解剖でみるべき 2 つのポイント

a）誤った診療行為の痕跡には，たとえば穿刺ミスによる血管の損傷と周囲の出血のようなものがある．また，b）誤った診療行為の結果の痕跡とは，たとえば昇圧剤を誤投薬して脳出血を生じた場合の出血巣などである．a）のような所見は，所見の存在そのものが医療過誤を示唆するが，b）では別の原因による脳出血と鑑別することは困難である．b)のような医療過誤では，診療行為直後の死亡であれば，解剖時に血液や尿を採取して誤って投与された薬剤の濃度を分析する必要がある*48．診療行為からかなり時間が経って死亡した場合には，投与後の臨床所見の推移から判断するしかないが，当時の検査検体の余りが保存されていれば，それを分析することも可能な場合がある．

このように，医療関連死の解剖では，解剖所見と臨床所見を密接に照らし合わせて解析していく必要がある．したがって，解剖時に予想外の所見が得られた場合には，その場で臨床所見につき，再度検討すべきである．

臨床所見と解剖所見を照合する場合に注意しておかなければならないことは，「解剖所見の特徴」の項でも述べたが，主治医から提供された情報は，ときとして間違っている可能性があるということである．主治医が何かを隠ぺいしているというようなことはないとしても，主治医の勘違いの可能性もないではないし，また，後になっ

*48：後になって問題となることも多いため，解剖中に血液（左心血，右心血，大腿静脈血など），尿，胆汁，髄液などを採取しておくのがよい．法医解剖では，最低限，血液，尿は保存しておくのが普通である．

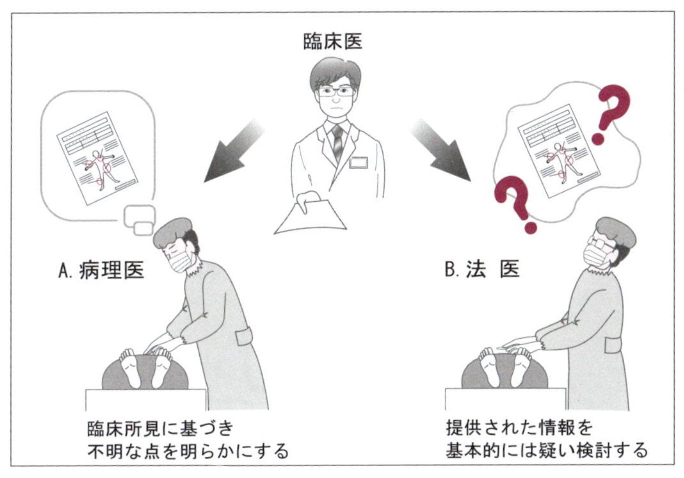

図 12 解剖における A. 病理医と B. 法医のスタンスの違い

て臨床情報が間違っているのではないかと遺族側から指摘される場合がある．

病理解剖では，臨床所見と解剖所見から，最も考えられる結論が導き出されるのが普通である．基本的には病理医は臨床医から提供された臨床所見を信じて，すなわち臨床所見に基づいて，わからない点を明らかにするために解剖する傾向にある．

一方，法医解剖では，鑑定医は，提供された情報には嘘や勘違いがある可能性を考慮して，あくまで参考にとどめ，基本的にはそれらを疑って解剖をし，解剖所見に基づいて状況の推定や提供された情報が正しいかについて医学的に検討を行う（**図 12**）．

このような，両者のスタンスの違いは，日頃，対象としている事例の性格が異なることによるものであるが，医療関連死の場合のように，主治医からの情報が遺族から疑念を抱かれているような場合には，上に示した法医のようなスタンスが要求される面がある．このようなスタンスは，日頃から誠実に診療を行っている臨床医にとっては愉快でない面もあるが，紛争となった場合には，説得力のある証拠が提供され，結局はありがたい結果となる場合も少なくないことを法医は日頃からよく経験している．もちろん，法医は，臨床所見を何もかも疑うというわけではない．解剖はあくまで死亡時の所見なので，生前のはっきりとした画像所見や検査所見は，当時の状態をつかむうえでもっとも信頼性の高い証拠である場合も少なくない．

なお，医療関連死の解剖であっても，予想外の他の要因が関与している場合もないではない．たとえば，急変して死亡したために，主治医が何らかの医療過誤を起

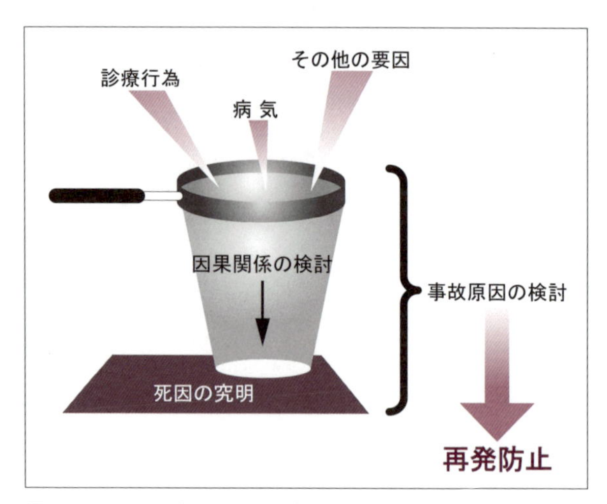

図 13　死因の究明と再発防止

こしたのではないかと心配になり，薬を間違って投与したのではないかと言い出す場合がある．しかしながら，よく調べてみると，患者が自殺していたり，他の患者と喧嘩していたりすることもないではない．随分，異常な心配のようにも思われるが，すでに患者が突然死亡したといった異常事態が起こっている場合においては，必ずしもまれなことではない．臨床医も解剖医も最初から医療関連死と決めつけずに客観的な視点で死体所見をとることが重要である．

死因の究明と事故原因の検討

解剖の最も大きな目的は死因の究明であるが，死因を決定したうえで，病気と死亡との因果関係，診療行為と死亡との因果関係や他の要因の関与の有無などについて検討することが重要である．さらには，事故原因について解析し，再発防止につなげることが重要である（**図 13**）.

死因，直接死因，先行死因，原死因

死因とは死亡の原因である．死因について論ずる場合，疾病などの内因と損傷や中毒，熱・電気の作用・窒息をきたす状況などの外因を総合して判断する必要がある．医療関連死の場合，外因として不適切な操作による血管・臓器の損傷や，誤薬による中毒作用，人工呼吸器の不具合による窒息などが考慮される．

死因を論ずるうえで，最終的に死亡の直接の原因となったものを直接死因といい，

その原因となったものを先行死因，そして，その原因となったおおもとの原因を原死因という．したがって，交通事故で頭部を打撲し，遷延性中枢神経障害をきたし，肺炎となって死亡したような場合は，直接死因は肺炎であるが，原死因は交通事故による頭部打撲損傷であるので，交通事故死として把握される．

医療関連死の事例では，もともと重篤な病気がある場合も少なくないので，たとえば，不適切な操作による感染と，従来から存在した感染などが競合している場合がある．このような場合，両者が存在してはじめて死亡するような場合（死因の共同）もあれば，両者が存在するが，一方がより重篤であり主たる死因として把握できる場合（死因の共存），あるいはいずれも重篤で単独で死因となり得るような場合（死因の連立）がある．また，2つの重篤な病態が存在するが，感染から出血傾向が生じたような場合は，1つの死因として把握することができる（死因の連合）．

このような考え方に基づいて，何が死亡の原因となったか，最終的にはどのような病態で死亡したか，医療過誤がどの程度死亡に関与したかを検討する．

● 事故原因の解析と再発防止

解剖の結果，直接死因や原死因が明らかとなったら，どのような診療行為でそうなったかを検討する必要がある．カテーテルによる動脈の解離が疑われたような事例では，血管の損傷部位を丹念に観察し，まず，それがカテーテルによるものか，内因性のものかを検討する必要がある．続いて，不適切な操作によるものか，不適切とまでは言えないが，血管の脆弱な部分が存在したために生じたものかを検討する必要がある．

このようなプロセスは，臨床医，病理医，法医が意見を交換しながら進めるのがよい．血管の損傷の形状や新旧，分布等に関する解析は主として病理医や法医が行い，経験的にどのような場合にそのような損傷をつくってしまうか，また，操作の難易度などについては臨床医の意見が重要となる．どのような点を調べれば証拠として説得力があるかについては法医の意見が参考となる．事故の原因が，特に，勘違いなどの場合には，医師のみでなく，事故防止の専門家も入れて，再発防止策を検討するべきである．

死因や事故原因の究明とその解釈

死因や事故原因の究明は，再発防止を第一の目的とするが，医師の責任がそれなりに問題となる場合がある．過失の有無やその程度についての評価は慎重でなければならない．特に遺族に対する説明はわかりやすいものである必要がある．

死因の究明は，死後に解剖という特殊な手段で明らかにされたものであるということを認識しておく必要がある．緊急手術中に出血源が同定できなかった事例で，解剖して広い視野で観察することによって，初めて出血源が明らかになったような場合に，それをもって見落としであったというような評価は避けなければならない．また，経験の豊富な多数の専門家が何度も会議を重ねてようやく，診療時に行うべきであった処置が明らかとなったような場合にも，当時短時間でそのような判断をすることが可能であったかを考慮したうえで評価をする必要がある．

遺族への説明においては，上記のような注意点をふまえたうえで，できるだけ丁寧に説明する必要がある．医療過誤があった場合には，謝罪をすることが重要であるが，謝罪すべき点について，誠意をもって謝罪することが重要である．よく，精神的にまいってしまい，すべて悪かったというような謝罪をする医師がいるが，遺族も理解を深めることができないばかりか，原因の究明を妨げ，再発防止にもつながらないため，結果的には無責任という評価を受けることになる．なお，専門家にしかわからないような説明は，たとえ正しくても遺族感情を悪くする面がある．また，同じ言葉を使っても医師と遺族では受け止め方が異なる場合がある．たとえば，手術が，いまひとつうまくないような場合に，指導医は「操作が粗暴である」と表現するが，そのような場合，遺族は，非常識に乱暴なことをされてしまったと理解してしまう．医学書もまた，「注意深く観察していれば，適切な対応が可能である」といったような表現が多く，そのまま読むと，死亡したのは注意がたりなかった，つまり過失があったような印象を受ける場合もまれではない．「医学書は医学的な常識で読む本である」ことを医師も遺族もよく理解しておくことが重要である[1]．

医療事故における過失と責任

診療行為には本来的に死亡や障害の危険性が内在している点，応召義務に基づいて善意に従って行っている行為である点，必要不可欠なものである点などから，他の事故と同様には評価できない面がある．過度に刑事責任を追及すれば，萎縮医療をきたす原因となるので，現在，よりよい制度の創設に向けて活発な議論が継続されている．

病理学と法医学

冒頭で述べたように，病理学と法医学は，基礎的な部分を共有し，深いつながりをもっている．しかしながら，その視点は大きく異なっている．病理学が「医学的な論争の解明」を目標としているのに対して，法医学は，「社会的紛争の解決」を目指すものである．しかしながら，医学が進歩するとともに，医療がこれまで以上に社会に浸透し，医療の社会性がよりいっそう求められる今日，臨床医学や病理学においても，これまで以上に法医学的な視点が重要となりつつある．今後は，病理医と法医が相互に協力しあうとともに，病理医や法医の育成においても，一部研修内容を共有するなどして，相互の理解を深めていくことが重要であると思われる．

文　献

1）藤田眞幸．医学のあゆみ．2009；228：849-854.
2）高取健彦．法科学とその実務．科学．2004；74：1322-1326.
3）藤田眞幸，高尾昌樹．分子脳血管病．2008；7：72-77.
4）Troxel DB. Error in surgical pathology. Am J Surg Pathol. 2004；28：1092-1095.
5）高木幹雄．別冊医学のあゆみ．2002；テレパソロジー 2002―実用化と発展をめざして：48-50.
6）押田茂實ほか．実例に学ぶ医療事故．第2版．医学書院；2002．p.10-11.
7）日本学術会議第2部・第7部：報告．異状死等について―日本学術会議の見解と提言―（平成17年6月23日）
8）日本法医学会．日法医誌．1994；48：357-358.
9）第13回　診療行為に関連した死亡に係る　死因究明等の在り方に関する検討会．参考資料集（平成20年3月12日）http：//www.mhlw.go.jp/shingi/2008/03/s0312-8.html
10）厚生労働省ホームページ．医療事故調査制度について．http：//www.mhlw.go.jp/stf/seisakunitsuite/bunya/0000061201.html
11）日本救急医学会診療行為関連死の死因究明等の在り方検討特別委員会（監訳），中島和江（翻訳）．患者安全のための世界同盟 有害事象の報告・学習システムのためのWHOドラフトガイドライン―情報分析から実のある行動へ．へるす出版，2011.
12）Hirsch CS, Zumwalt RE. Anderson's Pathology. 10th ed. Damjanov I, Linder J, editors. Mosby；1996. p. 80-108.

参考文献

・知っておきたい日常診療に関わる法律と制度―医療トラブルを起こさないために．小児科臨床．2009：62 増刊．
・医療訴訟判例研究会．医療訴訟判例データファイル．新日本法規出版；2010～
・医学ジャーナリスト協会訳．L. T. コーンほか編．米国医療の質委員会・医学研究所著．人は誰でも間違える―より安全な医療システムを目指して．日本評論社；2000.
・今井　裕ほか編．Autopsy imaging ガイドライン第 2 版．ベクトル・コア；2012.
・宇都木　伸ほか編．医事法判例百選．別冊ジュリスト．2006；183.
・大磯義一郎ほか．医療法学入門．医学書院；2012.
・押田茂實ほか．実例に学ぶ医療事故．第 2 版．医学書院；2002.
・海堂　尊ほか．死因不明社会 2 なぜ Ai が必要なのか．講談社；2011.
・河野龍太郎．医療におけるヒューマンエラー．医学書院；2004.
・国立国語研究所「病院の言葉」委員会 編著．病院の言葉を分かりやすく―工夫の提案．勁草書房；2009.
・厚生労働省ホームページ．医療安全対策
http://www.mhlw.go.jp/stf/seisakunitsuite/bunya/kenkou_iryou/iryou/i-anzen/index.html
・最高裁ホームページ．医事関係訴訟委員会について
http://www.courts.go.jp/saikosai/iinkai/izikankei/
・佐藤幸光・佐藤久美子．医療安全に活かす医療人間工学．医療科学社；2007.
・四病院団体協議会医療安全管理者養成委員会編．医療安全管理者必携 医療安全管理テキスト．日本規格協会；2005.
・杉山良子編著．ナースのための危険予知トレーニングテキスト　医療安全教育・研修にすぐ使える KYT シートつき．メディカ出版；2010.
・東京・大阪医療訴訟研究会編著．医療訴訟ケースファイル Vol.4．判例タイムズ社；2010.
・東京大学 医療政策人材養成講座 有志「真実説明・謝罪普及プロジェクト」メンバー訳．（ハーバード大学病院使用）医療事故：真実説明・謝罪マニュアル「本当のことを話して，謝りましょう」
http://www.stop-medical-accident.net/html/manual_doc.pdf#search='ハーバード謝罪マニュアル'
・中山研一・甲斐克則．新版 医療事故の刑事判例．成分堂；2010.
・日本救急医学会診療行為関連死の死因究明等の在り方検討特別委員会監訳，中島和江翻訳．患者安全のための世界同盟 有害事象の報告・学習システムのための WHO ドラフトガイドライン―情報分析から実のある行動へ．へるす出版；2011.
・藤田眞幸．医療関連死の問題における法医学的視点の役割―どのように貢献できるか，なぜ臨床医にはなじみにくいのか．医学のあゆみ．2009；228：849-854.
・藤田眞幸．医師の常識と法律家の常識．医療と法ネットワーク会報．2011；6：1-2.
・藤田眞幸．医師と法律家の相互理解に向けて．医療と法ネットワーク会報．2011；8：1-2.
・藤田眞幸．医療関連死における真相究明の問題点．医療と法ネットワーク会報．2014；39：1-3.
・藤田眞幸．法医鑑定の証拠としての意義とその問題点「裁判員裁判制度」における法医鑑定業

務に関する法医の役割と課題．犯罪学雑誌．2010；76：176-181.
・藤田眞幸．医療安全活動における今後の課題―法医学から．医療と安全．2014；2：13-15.
・藤田眞幸．医療安全研修会「医療関連死―法医学視点からみた真相の究明と紛争の解決」．広島市医師会だより．2014；576：4-6.
・When Things Go Wrong Responding To Adverse Event A Consensus Statement of the Harvard Hospitals.
http://www.macoalition.org/documents/respondingToAdverseEvents.pdf
Massachusetts Coalition for the Prevention of Medical Errors 2006.
・Fujita MQ. Forensic Autopsy：The Advantage and disadvantages of forensic autopsy ― forensic and hospital autopsies compared. Acta Crim Japon. 2012；78：159-169.
・Thali MJ, et al.（eds）. The Virtopsy Aproach：3D Optical and Radiological Scanning and Reconstruction in Forensic Medicine. CRC Press；2008.
・医療過誤問題研究会編．医療事故紛争の上手な対処法―市民と弁護士のための医療事故ガイドブック（実務法律学全集）．民事法研究会；2010.
・井上清成．病院法務セミナー よくわかる医療訴訟（病院法務セミナー）．毎日コミュニケーションズ；2007.
・上田智司．医療事故の知識とQ&A（くらしの法律相談）．法学書院；2005.
・大城　孟ほか著．医事紛争実務ハンドブック．金芳堂；2004.
・鈴木利廣・羽成　守監修．医療問題弁護団編．医療事故の法律相談．学陽書房；2001.
・田邉　昇．弁護医師による医療訴訟とリスクマネジメント．医療文化社；2008.

【著者紹介】

藤田　眞幸（ふじた　まさき）

Masaki Q. Fujita, M.D., Ph.D.

1986　大阪大学医学部医学科卒業
　　　大阪大学大学院医学系研究科病理系（病理病態学）博士課程
1988　大阪大学助手医学部（病理病態学）（助手採用のため大学院退学）
1990　大阪大学助手医学部（兼）学部内講師（病理病態学）
1991　医学博士（大阪大学）
1993　同上（兼）カリフォルニア大学サンフランシスコ校医学部博士研究員
1995　大阪大学助手医学部附属病院病理部（兼）学部内講師
1996　大阪大学講師医学部（病理病態学）
1997　大阪市立大学医学部法医学教室講師
2000　大阪市立大学大学院医学研究科法医学教室講師
2003　東海大学医学部基盤診療学系法医学助教授
2005　慶應義塾大学医学部法医学教室教授（〜現在）
　　　（兼）同大学院医学研究科　研究科委員（2005〜現在）
　　　（兼）同グローバルセキュリティ研究所（G-SEC）上席研究員（2006〜2011）
　　　（兼）同学生総合センター副部長（信濃町支部長）（2011〜現在）

第20期日本学術会議連携会員（2006〜2008），第47回日本犯罪学会総会会長（2010）．現在，日本法医学会評議員・日本病理学会学術評議員，日本犯罪学会理事・『犯罪学雑誌』編集委員長，日本臨床医学リスクマネジメント学会常務理事・『安全医学』編集委員長など．

日本法医学会法医認定医，日本病理学会病理専門医・病理専門医研修指導医，日本医師会認定産業医，東京地方検察庁・警視庁鑑定人など．

宮城県警察本部刑事部長表彰（感謝状：刑事鑑定での貢献）（2013），日本犯罪学会賞（2013）．

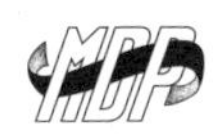

医療関連死
—医事紛争をめぐる法医学者の視点　ISBN978-4-263-73170-3

2016年5月10日　第1版第1刷発行

著者　藤　田　眞　幸
発行者　大　畑　秀　穂
発行所　医歯薬出版株式会社
〒113-8612　東京都文京区本駒込1-7-10
TEL. (03)5395-7641(編集)・7616(販売)
FAX. (03)5395-7624(編集)・8563(販売)
http://www.ishiyaku.co.jp/
郵便振替番号　00190-5-13816

乱丁，落丁の際はお取り替えいたします　印刷・教文堂／製本・愛千製本所